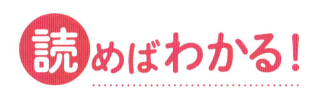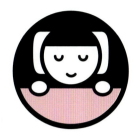

臨床不眠治療
— 睡眠専門医が伝授する不眠の知識 —

著 名古屋市立大学睡眠医療センター長

中山明峰

全日本病院出版会

序文

　筆者が医師になった頃の当直で受けた病棟からのコールは，必ずといって良いほど，看護師から「患者が眠れないので薬を処方してほしい」というものであった．当時は，どこの病棟にも予備の睡眠薬が保存されたボックスがあり，そこから選んで患者に処方した．一般診療においても頻繁に，眠れないという訴えを聞き，それぞれの医師は自分の好みで処方慣れしている睡眠薬を迷いなく処方する．当時，睡眠薬とは精神安定剤のことであった．逆をいえば眠れないときは精神安定剤を用いれば良い，ということであった．精神安定剤で頻用されるエチゾラムは年間約12億錠市販されている．日本国民一人あたり年間約6錠服用していることとなる．他の精神安定剤を含めたら毎日数百万錠が市販されている．

　だが，2018年春の診療報酬改定がこれらの精神安定剤と呼ばれる薬物を麻薬・向精神薬に分類し，処方に抑制をかけた．そのため一般診療医はパニック状態となり，それが患者にも影響を及ぼしている．診療報酬改定の中に，向精神薬の長期投与や多剤処方から調整した場合には12点加算されるとあり，減薬したら点数が加算されるという改定は斬新である．類似した改定が小児疾患にもある．感冒の場合，直ちに抗菌薬を投与するのではなく，症状に対してどのような対応をしたら良いかの生活指導をすると，12点が加算される．今回のこの12点の加算は，医療保険診療における歴史的な改革だと読み取れる．

　戦後，高度経済成長期からバブル時代を経て，現在の日本は過去の負債を背負い低迷しながらも邁進している．医療も同様に薬品の開発と販売が激化し，同類の薬剤が数十あるという時代である．対症療法としての薬剤も多種あり，高熱が出るから解熱剤，痛みがあるから鎮痛剤，眠れないから精神安定剤など，数え切れない程開発されている．一方，年々寿命が延び，現在は100歳の時代だといわれている．これだけ人類が長寿になって初めて，対症療法，特に向精神薬の扱いについては一時しのぎで出口がない，長期投与すると副作用で苦しむことを，時代が真剣に考え始めたのである．

　小児については，安易に抗菌薬を投与すると後に耐性菌で苦しむことは保護者のほうがよく知っている時代である．しかし，長期に精神安定剤を投与すると，人はどのように副作用に苦しむかはあまり知られていない．不安だから眠れない，眠れないから精神安定剤を使う，しかし内服が長期になるとさらなる難治性の不眠に苦しむ・・・，そのようなことを患者は知るよしもない．

　このことを招いたのは，睡眠医療の教育を受ける機会がなかった現在の医療者が存在することであると憂い，2017年に書籍「睡眠医療を知る―睡眠認定医の考え方―」を作成し，「初心者にわかりやすい睡眠学」を書かせていただいた．その後，睡眠薬に対する法的規制が具体的に発生し，諸問題が論じられ，規制に対する対処を含めた不眠治療に特化した書籍を出版してほしいとのリクエストを沢山頂戴し，この度執筆させていただいた．

さらに，社会全体に睡眠の重要性を周知すべく，また，子どもたちに睡眠教育を施すことが睡眠障害への予防法と考え，2018年には睡眠育成士認定講座を開設した．2019年には睡眠育成士が50余名誕生する予定であるが，各学校施設に睡眠の重要性を認識していただく働きかけをし，要請のあった学校には児童に睡眠教育のための講義をするのが認定講座の趣旨である．今後この活動が広がることを願うばかりである．詳細は巻末付録をご参照いただきたい．

　いつの時代も人類は不安に悩んできた．それを容易に解決するかのように見える薬剤に規制がかかる理由は何か，そして，これからの睡眠治療のあり方，良き睡眠とは何かを，睡眠医療に直接関わらない医療者にも考えていただくきっかけになればと思い，叱責を頂戴することを覚悟のうえで本書の作成を試みた．ご意見をいただけたら幸いである．

2019 年 4 月

名古屋市立大学睡眠医療センター長

中山明峰

CONTENTS　読めばわかる！臨床不眠治療 − 睡眠専門医が伝授する不眠の知識 −

1 はじめに

人はいつから眠れなくなったのだろう 3

2 睡眠の基礎知識

なぜ寝ないといけないのか 9

イルカや渡り鳥はいつ眠るのか 11

睡眠サイクルとは 12

ノンレム睡眠・レム睡眠は何を意味するのか 14

レム睡眠中に起きる不思議な現象 16

睡眠の基礎を知る重要性 19

3 不眠症（不眠障害）とは

睡眠障害国際分類 23

日本睡眠学会の分類 25

睡眠疾患分類から学ぶ不眠の診断 25

不眠を診断する 27

4 睡眠薬の過去〜現在

睡眠薬は存在しない？ 37

GABA 受容体作動薬の問題点 39

未来に向けた薬剤 42

5 ベンゾジアゼピン製剤の問題点と離脱

ベンゾジアゼピン製剤は麻薬？ 45

ベンゾジアゼピン離脱の第一歩 48

ベンゾジアゼピン離脱の注意点 49

断薬前の準備 49

断薬開始 56

断薬後 57

6 ガイドラインが意図するところ

不眠治療の第一歩は投薬ではない ··· 61

睡眠衛生指導とは ··· 63

睡眠衛生指導の重要点 ·· 65

7 睡眠薬の現在〜未来

現在から未来への睡眠薬 ·· 72

非ベンゾジアゼピン製剤のなぞ ·· 73

非ベンゾジアゼピン製剤とどう付き合うか ·· 74

非ベンゾジアゼピン製剤 2 剤の違い ·· 75

次世代への睡眠薬 ··· 77

次世代の睡眠薬は日本が鍵を握る ·· 78

8 症例提示

症例 1：52 歳，男性．断眠，昼間の傾眠 ··· 81

症例 2：15 歳，男性．夜眠れない，朝起きられない ··································· 82

症例 3：54 歳，女性．昼間にぼーっとする，中途覚醒，不眠 ·························· 85

症例 4：75 歳，女性．夜眠れない，深夜に何度も起きる，昼間にぼーっとする ······· 87

（細項目タイトル一部省略）

あとがき ··· 92

索引 ··· 94

巻末付録　添付資料

執筆者一覧

編著者

中山　明峰
名古屋市立大学睡眠医療センター長

イラスト

中山　信一

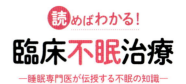

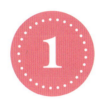

はじめに

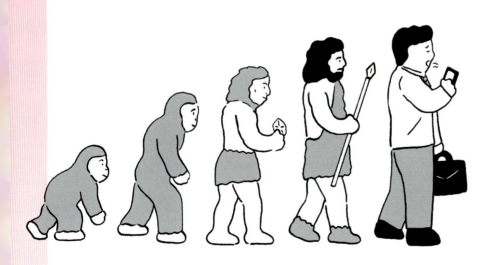

1 はじめに

人はいつから眠れなくなったのだろう

　二足歩行で生活する人類の祖先は約400万年前に出現したといわれている．人類が猿から類人猿を経て進化したと考えられる「進化論」が支持されている理由は大きく2つあり，その理由の1つが，チンパンジーは人間と99%遺伝子が同じということである．そして，約500万年前のチンパンジーと人類に進化する分かれ目となる大きな出来事が注目されている．

　500万年前まで，猿類は食べ物に困らないように果実などが実る森林に住み，肉食動物から受ける危険を避けるため，木の上で生活していた．木登りのために前足が発達したものの，4本の足で生活した．約1千万年前頃，生物が発生したアフリカでは激しい地殻変動が続き，あちらこちらで火山活動が活性化し，約500万年前，アフリカ大陸を南北に貫く険しい山脈が出現した．それまでは木が生い茂った森林からなるアフリカに大きな変化が生じた．アフリカの広大な森林は西から吹き込む湿った風がもたらす雨によって支えられていたが，アフリカ大陸を南北に貫く巨大な壁の出現によって，チンパンジーと人類の祖先を東西に分断した．山脈の東側は西側から吹き込む風と雨が遮られ，雨量が減少することで森林が次第に消え，草原に変わっていった．そのため，東側に住むチンパンジーは木から降りざるを得なかった．その証拠に二足歩行を始めたと考えられているアファール猿人は，山脈の東側で見つかっている．

　地上に降りた人類は食べ物を食べ尽くすと，移動をしなければならない．また，食べ物を得る工夫として，武器を使って動物を獲たり，食器を使うようになった．そのため，指が発達し，足がさらに強くなった．肉食動物の危険から避けたり，得た獲物を保存するために高い場所に

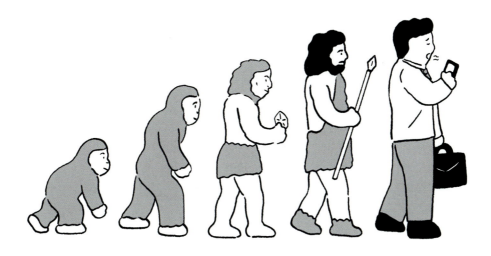

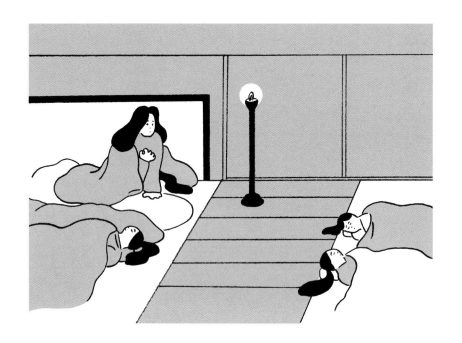

　ある洞穴に獲物を引き込んで，そこで生活したことが確認されている．不安もなく西側に暮らすチンパンジーと違い，東側の人類は肉食動物に襲われる危険からの回避や食べ物が不足することへの懸念など，生きるために知恵を働かせることがやがて脳の発達へとつながった．アファール猿人から約200万年経た今から約100万年前に，現代人の直立二足歩行が完成した．アファール猿人の脳が約500 gであったのに対し，100万年前の人類の脳はその約2倍の約900 gの重さに増加した．現代人の脳の重さは約1,300 g，この脳を持って世界すべての動物を支配した．

　翌年の食べ物のために人は田を耕し，果実の木を植えた．さらに産業が発達し，労働も変化していった．どうしたらもっと楽に生活できるのかを考えるようになった．そして，より楽をするために知恵をつける．子どもにも知恵をつけさせるために教育を受けさせる．過度な量の教育を受けるために子どもたちが寝る時間を削る．さらに人間の知恵に頼らなくても良いパソコンができ，ボタン1つで情報が得られ，部屋にいながらにして生きる金銭を手に入れることができ，食べ物も家まで届くようになった．元来生きるために必要のない電子ゲームができ，子どもたちはゲームに溺れ，その結果，2018年WHOがゲーム障害（gaming disorder）を国際疾病と認定した．

　今でもアフリカの西側に暮らすチンパンジーは気の向くまま果実を食べ，天変地異でもしかしたら来年は生存できないかもしれないという不安もない．それに比べ言語まで持つように発達した人間は，言葉の1つで人を傷つけ，傷つけられる．寝る間際に人にいわれた一言で眠れなくなる．インターネットの発達で世界中が24時間活動するようになり，眠る時間もなくなっている．チンパンジーと人類，どちらが幸せかわからない．約100万年前に発生した人類はその頃から「不安」で眠れなくなっていたに違いない．

それでも人間は自分の都合で眠りたい．そのために眠るための薬物まで開発した．その薬物が効かなくなるともっと強力な薬物を開発する．それを用いても眠れない，もっと強いものをと欲するあまり，大量の薬物を服用する．マイケル・ジャクソンはそのような薬物依存により若くして永遠の眠りについた．残念だ．

日本ではいつから「不眠症」があったのか．平安時代後期から鎌倉時代にかけた 12 世紀に，病草紙という絵巻物が描かれ残っている．当時の種々の奇病や，治療法について描かれており，現在はそれぞれの絵が切り離され，各施設で保管され，国宝級のものもある．この中に「不眠の女」と題した病の絵があり，現在重要文化財としてサントリー美術館に保管されている．着物や部屋の模様から察すると高貴な環境で暮らした女性に違いないが，周りの女性は寝ている中で，深夜に一人寝付けず，寂しげな表情を見せる女性の姿が描かれている．その治療法については触れられていない．

2018 年春，診療報酬改定で睡眠薬について大幅な規制がかかるようになった．この改定に多くの医療者が戸惑っている．なぜ睡眠薬に対して規制がかかるようになったのか，なぜ睡眠薬の開発がここにきて大きく方向転換したのか，今一度立ち止まって考えないと，私たちはチンパンジーよりも不幸な動物になってしまうかもしれない．

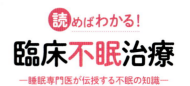

睡眠の基礎知識

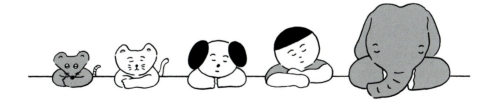

睡眠の基礎知識

POINT

- 睡眠時間は小児期では12時間で，年齢とともに短縮するが，成人でも7〜9時間の睡眠時間を必要とする．
- 睡眠は約60〜90分のサイクルを繰り返して朝を迎える．例えば7時間睡眠をした場合，睡眠サイクルを5〜7回ほど繰り返す．
- 睡眠サイクルは，前半2/3〜3/4のノンレム睡眠に続いて，後半1/3〜1/4のレム睡眠で構成される．一晩の睡眠サイクルの前半のレム睡眠は比較的短く，後半に長くなる．
- 人間はノンレム睡眠で脳が休み，レム睡眠で体が休む．
- レム睡眠は記憶に関与する重要な時間帯である．
- レム睡眠が入眠直後に出現するなどの異常はナルコレプシーを示す可能性があり，情動性発作があるかどうかを問診することが大切である．
- レム睡眠中に睡眠時無呼吸症候群が悪化するタイプがある．一晩の検査値で数値は高くないが症状が強いときはこれを疑う必要がある．
- レム睡眠行動障害はパーキンソン病やレビー小体型認知症などの脳神経変性疾患と関連する可能性がある．
- 睡眠治療は，脳の意識をなくす薬物を投与することではなく，医療者が睡眠基礎知識を持ち，患者それぞれが持つ生理的睡眠動態に導くことが理想である．

なぜ寝ないといけないのか

　時間には限りがあり，動物は一律に与えられた24時間の中で時間を振り分けて活動する．眠ることは，活動で使用した身体にエネルギーを補給し，活動中消耗した活力を補填し，傷ついた部位を修復するためにある．必要な睡眠時間は動物の体の大きさで異なる．ネズミのような齧歯目は15〜18時間眠っている．つまり，ネズミは1日24時間の中でわずか2〜3割ほどの時間しか活動していない．ネズミが走り回っているのを見かけると，きゃーきゃー大騒ぎになる．ネズミは1日の大半を眠っているので滅多に動いていることを見かけないうえ，動きが機敏なため，走り回るネズミを見ると男女問わず平常心ではいられない．ネコはまたよく眠る動物だというイメージがあり，睡眠時間は約12時間と，1日の半分は眠っている．イヌの睡眠時間が約10時間，人間は約7時間，ゾウとなると約3時間で済む．つまり，体が大きければ大きいほ

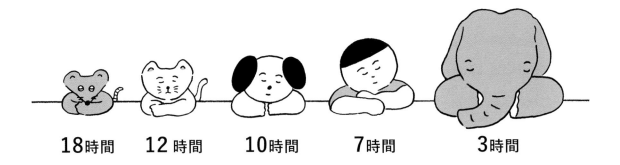

ど睡眠時間は短くなる．それは小型よりも大型の動物のほうが代謝が低いため，脳や体を修復する時間が短くて済むからである．

動物が生きるために最も重要な活動は，食べ物を得ることである．生きるために食べ，食べるために生き，そして食べることができるように休息として睡眠を取る．

草食動物と肉食動物の睡眠時間はまた少し異なる．草食動物は食べ物に困らない反面，食べ物に繊維が多く，カロリーが低い．吸収を良くするために咀嚼に時間がかかり，消化にエネルギーが必要となる．草食動物は起きている間，食事に長い時間を費やすため睡眠時間は短い．それに比べ肉食動物は一度に高カロリーを摂取する．食べること以外はやることがなく寝るため，肉食動物は草食動物よりも睡眠時間が長い．動物園のライオンは寝ている姿をよく見かける．弱肉強食の原理から，草食動物は食べられる悲しい運命にあるため，おちおちと寝ていられない可能性もある．いずれにせよ生きるためには食べる，そして眠ることが必要である．

ところが人間は動物たちと違い，食べること以外の活動があまりにも多い．一般的には食べる，寝る以外に勉強や仕事をするのに9時間ほどあてる．パソコンに向かう，販売営業をする，レジを打つ，木材を伐採する，家を建てる，地面を採掘する，機具を組み立てる，料理を作る，裁縫をするなどと，それぞれの活動は異なる．他の動物と違い，どの活動もどうしたら能率良く，もっとうまくできるか，つらいな，疲れたな，そろそろ休息しようかななど，考えながら活動する．人間は常に脳を使いながら長時間活動するため，他の動物と比較して肉体の疲労のみならず，身体と脳の双方が疲労する．身体のみならず脳を十分に休ませるように睡眠をとらないと翌日元気に活動することができない．

活動量と関連して睡眠時間が決まるため，人間は年齢別に睡眠時間が異なる．生まれたての乳児は身体と脳の発達に大きなエネルギーを費やし，長い睡眠時間を要する．新生児は14～17時間睡眠するのに対し，小児期には約12時間，青少年期には約9時間，脳や身体の発達がほぼ完成した青年期には約8時間，人生の後半まで睡眠時間が7～9時間とほぼ一定となる．実際高齢となると代謝が低下するうえ，活動量も減少するため，睡眠時間が6～7時間に低下する（図1）[1]．無論活動量によっても，活動の種類でも脳と身体に必要な休息時間は異なる．

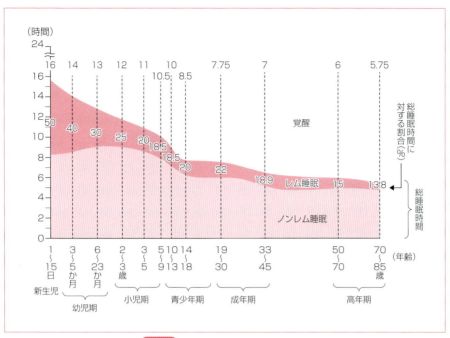

図1 人間の年齢別の睡眠時間

人は新生児期に約15時間睡眠をとり，睡眠の半分はレム睡眠である．
加齢により睡眠時間が減少するとともに，レム睡眠の割合も減少する．

(文献1より改変)

イルカや渡り鳥はいつ眠るのか

　子どもの頃，イルカとクジラは哺乳類と習った．見た目は魚なのに，哺乳類だと分別して教えられたが，何となく納得しないまま成人した．どう考えても海で泳ぐ魚なのに，それが牛や馬と同じ哺乳類というのは何となく納得できない．哺乳類の定義とは，脊椎動物であり，血液は温かい，子宮で妊娠して胎児を産み，母乳で育て，そして肺呼吸をすることとも教えられた．逆に想像したことがある．もし人間が海に入ったらどうなるか．何となく海の中で子どもを産むことはできる，授乳することもできる，だけど肺呼吸をしているのに，なぜイルカやクジラは溺れないのか不思議であった．何よりも哺乳類であるならば寝るはずだが，寝たら溺れるのではないか．大人というのはいい加減なものだ．実は自分もよく知らないことを平気で子どもに教えている．

　空を飛ぶ渡り鳥もまたそうだ．例えば，ツバメは東南アジア，マレーシア，フィリピン，台湾などから飛んでくる．ツバメは1日約300 km飛ぶ．しかし，マレーシアから日本まで約5,000 kmあり，ツバメが海を渡りきるのに2週間以上はかかる．途中，島を見つけては休むかも知れないが，それでも数日は飛び続ける．人工衛星を使って渡り鳥を追跡した資料の中で，日本国内で石垣島から東北地方まで1か月かけて3,000 kmを飛ぶサシバや，日本からジャワ島まで遙か9,000 kmを3か月かけて渡るハチクマがいることが記されている[2]．渡り鳥はいつ眠るのか．

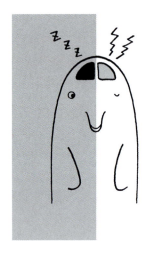 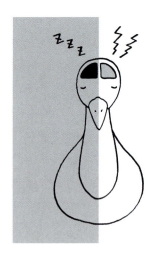

　実はイルカやクジラ，そして渡り鳥たちは半球睡眠といって，脳が半分ずつ眠る．通常横に泳ぐクジラだが，縦になって水中にいるときは眠っており，その睡眠時間は数秒〜数分といわれている．イルカについては睡眠時間が少し長く，2時間ほどといわれている．イルカが半球睡眠しているとき，眠っている脳と反対側の目を閉じて眠っている．水族館で浮いて静かにしているイルカを見かける機会があったら観察してみると良い．開けている目と閉じている目から，どちらの脳が眠っているか推測することができる．

睡眠サイクルとは

　動物にとって，脳も体も完全に休んでしまうことは生命にとって危険な状態であり，死を意味する．では人間はどのように眠っているのか．

　人間は脳を先に休ませ，後に体が休む．脳と体が交代交代で休むことで睡眠をとり，この睡眠サイクルを何度か繰り返して朝を迎える．その1サイクルは約60〜90分であり，例えば7時間睡眠した場合，睡眠サイクルを5〜7回ほど繰り返す（図2）．

　その睡眠サイクルはノンレム睡眠と，レム睡眠で構築されている．ノンレム睡眠というのは「レム睡眠ではない」という意味である．そのため，睡眠脳波の詳細を知るには，まずレム睡眠から理解すると良い．

　赤ちゃんの寝顔は実に可愛く，長時間見ていても飽きない．赤ちゃんがぐっすり眠っているのに，まぶたの裏で目がキョロキョロしているときがある．大学時代，下宿先で大勢の仲間が集まり酒を飲みながら語り合っていると，眠気に襲われて先に眠ってしまう人がいた．皆の目が眠った人間にふと集まると，その人の目がキョロキョロ動いていると気付くときがある．このように睡眠中に目が急に動き出す時間帯があり，これを急速眼球運動睡眠，レム（REM：rapid eye movement）睡眠であると報告したのが，1953年シカゴ大学のEugene Aserinsky博士である．筆者はシカゴ大学で仕事をした際，レム睡眠はここで発見されたと書いたAserinsky博士の記念プレートを偶然見つけたときの感動が未だに残っている．さらにもっと驚かさ

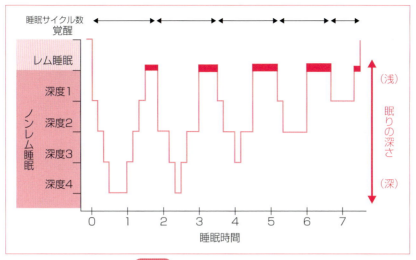

図2 人間の睡眠中の脳波

睡眠脳波はノンレム睡眠とレム睡眠の構成で約60〜90分間の1サイクル，5〜7サイクルの睡眠をして覚醒する．入眠直後のサイクルはノンレム睡眠が多く，レム睡眠は短め，後半になるとノンレム睡眠が減少し，レム睡眠が増加する．

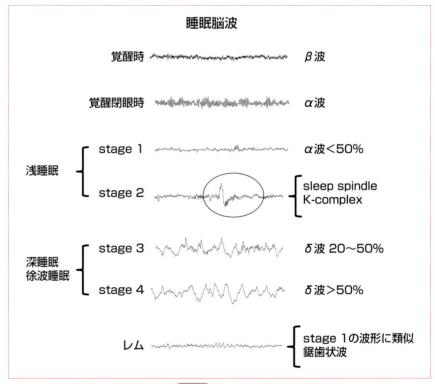

図3 睡眠脳波

ノンレム睡眠は4つのstageに分かれ，stage 1と2が浅睡眠，stage 3と4が深睡眠となる．ノンレム睡眠では浅睡眠が約8割を示し，深睡眠が残りの2割を示す．近年stage 3と4を合わせて，stage 3とする傾向にある．レム睡眠はノンレム睡眠stage 1の波形に類似し，眼球運動を伴うのはレム睡眠である．
（中山明峰（著）：ここからスタート！睡眠医療を知る—睡眠認定医の考え方—．2017．より転載）

れた事実は，Aserinsky博士は当時大学院生であり，発表された論文はわずか2ページの短いものであったが，その後の世界の睡眠医学を大きく変えたのである[3]．

　レム睡眠の説明からすると，人間が覚醒しているとき，脳は忙しく活動し，脳波は13 Hzの周波数，1秒間に13回以上回転する電波を記録することができる．それが眠ることによって，どんどん低下していく．寝入りばなのとき，いわば半覚醒状態であるときの脳波は2〜7 Hzに低下する．バスに乗りながら眠っていた人が降りるバス停の放送がなされると，ちゃんとそこで起きることができるのは，この半覚醒状態のためである．レム睡眠の脳波はこの半覚醒状態であるが，眼球が動くか動かないかで，動く場合をレム睡眠，動かない場合がノンレム睡眠と見分けることができる(図3)．

　人間が睡眠に陥るときは，1サイクルの前半2/3〜3/4のノンレム睡眠に続いて，後半1/3〜1/4のレム睡眠が出現し，これで1サイクルの睡眠脳波が完成する．通常ここで覚醒することはなく，また次のノンレム睡眠が出現し，第2サイクルの睡眠が始まる．レム睡眠とノンレム睡眠の比率は，年齢によっても，また一晩のサイクルの中でも異なる．生後間もないときは，ノンレム睡眠とレム睡眠は約半々である．レム睡眠の割合は年齢とともに徐々に減少し，小児期以降は一晩の睡眠全体の約20〜25％となる．また，一晩の睡眠サイクルの中でも，前半のサイクルではレム睡眠が少なく，後半に増加する．

ノンレム睡眠・レム睡眠は何を意味するのか

　睡眠はノンレム睡眠で始まるが，ノンレム睡眠の最初は半覚醒状態のstage 1(2〜7 Hz)から脳波の周波数がどんどん低下し，やがて2 Hz以下のstage 3(過去にstage 3と4に分けたが，近年この2つのstageをまとめて3とする傾向にある)まで脳が活動しなくなる．Stage 1と2を浅睡眠といい，stage 3を深睡眠と呼ぶ．ノンレム睡眠はいわば，先に脳が休むという状態で

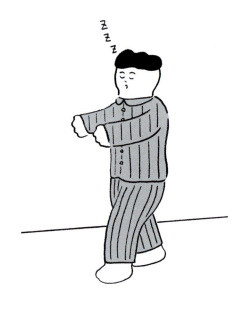

あり，体が動きやすくなっている．

　ノンレム睡眠で脳が休んでいるとはいえ，脳の機能は完全停止ではなく，少し意識を残して休んでいるだけである．ところが，体が動きやすい状態にあるため，寝返りを打ったり，ぴくっと動いたりすることが多くみられる．昔から，深夜に起きてさまようことを夢遊病というが，実はこのときは夢を見ていないノンレム睡眠に多い．小児が急に起きて叫び回る夜驚症，歯がすり減るほどひどい歯ぎしりなども，ノンレム睡眠中に起きやすい．

　ノンレム睡眠が終わると，レム睡眠がやってくる．睡眠の主役はレム睡眠といっても過言ではない．しかし，大切な脇役のノンレム睡眠なしには，レム睡眠は良い主役を務めることはできない．ノンレム睡眠で先に脳を十分に休ませないと，脳が務める重要な主役の脚色に障害が起きる．

　レム睡眠になると，再度半覚醒状態の stage 1 に近い脳波になる．それらの大きな違いは，先にも述べた通りレム睡眠では目が動くが，ノンレム睡眠の stage 1 では目が動かない．レム睡眠が終わると再びノンレム睡眠の stage 1 に戻るため，脳波だけを見ているとその区別がつかないことがある．しかし，記録している眼球運動から容易にこの 2 つの違いを知ることができる．

　レム睡眠は夢を見ている時間帯だといわれている．私は夢を見ないとか，昨夜久しぶりに夢を見たとか，よく会話で耳にすることがある．実は全員必ず睡眠中には夢を見ている．では，なぜ夢を見たか，見ないかが話題になるのか．レム睡眠中の人を起こして，今どんな夢を見たかを尋ねると，必ず夢の内容を話すことができる．つまり，レム睡眠直後に覚醒すると「夢を見た」と感じるのである．レム睡眠直後にノンレム睡眠に入る場合，レム睡眠の直後の覚醒で一度夢を記憶しても，再び睡眠でその記憶が薄れた場合は，翌日夢を見たと感じない．つまり，「夢を見たか，見ないか」は，正しくは「夢を記憶したか，しなかったか」と表現するべきである．

　例えば，パソコンに多数のファイルを無秩序に保存したとする．どのファイルに重要な情報が入っているか忘れてしまわないように，1 日の終わりにファイルを整理することがある．今日とりあえず保存したファイルのうち，まずは似たファイルをまとめて数を減らそう，場合によっては必要のないファイルを削除しようという作業を行う．その作業が終わると，パソコン全体の過去のファイルと，今日保存したファイルを整理しようという作業を行う．ところが時々古いファイルを開けると，あれ？こんなものは保存した覚えがないと驚き，または懐かしいなと回想することがある．パソコンには容量の限りがある．ファイルを削除，保存，整理の繰り返しをしないと，パソコンがパンクする．

　レム睡眠は，パソコン作業でいうとこのファイル整理を行う時間帯である．パソコンでファイルを開け，保存と削除を繰り返す作業が，夢を見ていることに類似している．夢の多くはその日の出来事で構成され，必要な情報とそうではないものへと分けられ記憶に保存される．記憶を保存する際，新しいファイルにしまうこともあれば，古いファイルを整理して入れ替えることもある．夢に見たことのない人物が登場する場合があるが，それは記憶の古いファイルを開けたときに昔はどこかで見かけたのに，今は記憶から消えている人物の可能性がある．つま

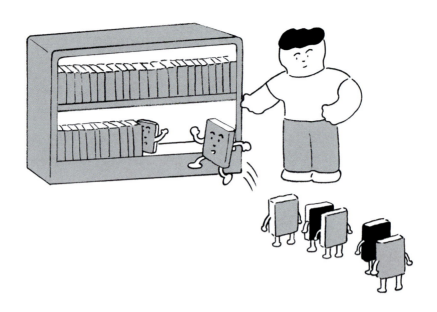

り，レム睡眠中には様々な記憶の回想を，映画を見ているように夢として見る，そのために目がキョロキョロ動くという説があるが，全身脱力しているのになぜ目だけが動くかについての根拠は定かではない．レム睡眠は記憶と強い関連を持つため，近年は研究者らにレム睡眠と学生の学習能力や高齢者の認知機能との関係が注目されている．

レム睡眠中に起きる不思議な現象

1. 金縛り

　レム睡眠では脳が記憶の保存のために活動している．その時間帯，体を休ませるため，筋弛緩作用が働き，体が動けない状態になる．体で唯一動くことが許されるのは眼球だけである．ところでレム睡眠が終わると，通常次のノンレム睡眠に移行するが，時にレム睡眠中，または

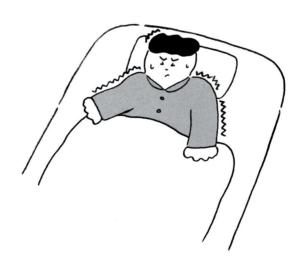

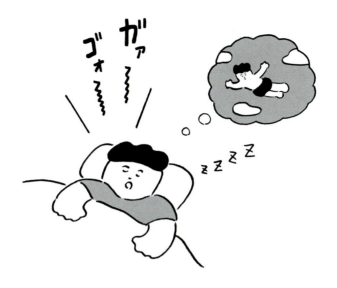

直後に覚醒することがある．その瞬間，筋弛緩作用が解けない時間が数秒発生することがある．深夜に目が覚め，目をキョロキョロ動かして周りを見ることができるのに体が動かないと大騒ぎする金縛りは，睡眠脳波の特性を知っていればそう心配する必要がないとわかる．金縛りは不思議と旅行に行った先の夜，また，若者に起きやすいことが知られている．肉体と脳の過度の疲労が関係すると推測されているが，金縛りの最中に幽霊を見たとか，お告げの人が現れたなどといわれるのがなぜかはわからない．恐らく過去の記憶のファイルと現実が混ざっただけだと推測するが，夢に少しオカルトを残しておくのはそれもまた夢の醍醐味ではないかと個人的に思う．

2．睡眠中の突然のいびき

レム睡眠では筋弛緩が起きるため，咽頭腔内の筋肉が緩み，いびきをかきやすくなり，呼吸が止まってしまう睡眠時無呼吸症候群になりやすくなる．しかし，レム睡眠は一晩の睡眠サイクルの後半に出現するため，家族も眠っている状態であることが多く，睡眠時無呼吸症候群と気付かれないことがある．睡眠時無呼吸症候群の診断は，一夜中に起きる無呼吸の回数を計測する．ところが，ノンレム睡眠では症状が出ず，レム睡眠に多く出るタイプは，無呼吸数の平均値を取ると，治療に至らない軽い異常とみなされることがある．これをレム依存型睡眠時無呼吸症候群というが，家でできる簡易型の睡眠検査では見逃してしまう可能性がある．また，このタイプは熟眠感が得られない可能性があり，主治医に相談すると精神安定剤（ベンゾジアゼピン製剤）が処方される可能性がある．ベンゾジアゼピン製剤は筋弛緩作用を増強するため，レム依存型睡眠時無呼吸症候群を悪化させ，さらに熟眠感を妨害する可能性がある．睡眠検査数値は低いが症状が強い場合は，睡眠障害専門施設に相談することを勧める．

3．笑ったら急に力が抜ける

通常レム睡眠は入眠早期には出現せず，一晩の睡眠の約20％である．ところが，入眠後ただちにレム睡眠が出て，レム睡眠の割合も高くなる疾患がある．それがナルコレプシーである．

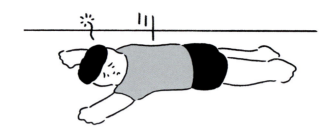

　寝過ぎる傾向にある疾患すべてがナルコレプシーと勘違いされやすいが，レム睡眠の著明な異常が出るか出ないかでナルコレプシーと他の過眠症を区別する．ナルコレプシーはレム睡眠が増加するため，頻繁に悪夢や金縛りを経験することがある．また，感情に大きな起伏があった場合，例えば怒る，笑うなどのような情動があると，急に筋弛緩が起きて体が崩れるように脱力してしまう発作がある（これをカタプレキシーと呼ぶ）．ナルコレプシー患者はどこでも眠りに陥ってしまうことや，笑うと体が崩れることが怖くて会話に加わらないとか，表情を変えないなどの行動をとることもあり，誤解を受けやすい．若いときに発症するが，早期に診断と治療を受ければ支障なく日常生活を営むことができる．

4．睡眠中に暴れる

　レム睡眠中，筋弛緩が起きているため，体を動かすことができない．しかし，レム睡眠中にもし筋弛緩しなかったらどうなるかというと，夢の通りに体が動いてしまう可能性がある．喧嘩相手を殴る夢を見ていたら，隣にいるベッドパートナーを殴ってしまう，溺れている夢を見て「助けて！」と大声を出してしまう，泥棒を捕まえて頭突きをしようと思ったら壁に頭を打って怪我をするなどの問題が起きる．つまり，レム睡眠中に体を動かすことができないのは，体をしっかりと休ませるために筋弛緩させているという一面もあるが，夢を見ている通りに体が動いたら怪我をするので，脳の指令が体に伝わらないという安全装置にもなっているのである．ところがレム睡眠中に大声を出し，暴れる疾患がある．それこそ前述したのがその疾患の症状で，通常は温和な人なのに，夢を見ると大声で「馬鹿野郎！」「殺すぞ！」などと家族が驚くほど物騒なことをいい，手足が大きく動く．これをレム睡眠行動障害という．

　レム睡眠行動障害は加齢変化に伴って出現する傾向にある．また，飲酒，喫煙，カフェイン摂取，精神安定剤の常用などの習慣がある人に出やすい．若い人に出ることもあるが，若い人の多くはレム睡眠行動障害ではなく，ノンレム睡眠に起きる異常行動のほうが多い．

　異常行動はレム睡眠中に起きるのか，ノンレム睡眠中に起きるのかで大きく異なる．ノンレム睡眠中に起きる場合，小児～青年期までが多く，人生を歩み始めた若者は色々と見聞きしたことが大きな衝撃として脳裏に残り，体が動きやすいノンレム睡眠中に動いてしまうことがあるが，年齢に伴って改善することが多い．一方，レム睡眠中に異常行動が起きた場合は穏やかではない．近年，医学的にレム睡眠行動障害が注目されている．というのも，この疾患は脳神経変性疾患を予測している可能性があるからである．様々な脳神経変性疾患の関与が報告されているが，特にパーキンソン病とレビー小体型認知症の患者の約半数にこの症状が存在してい

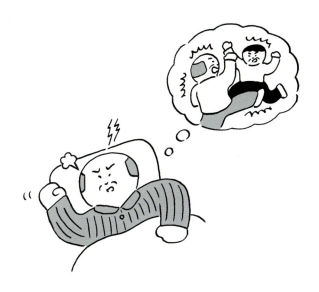

ることがわかっている．しかし，レム睡眠行動障害があるから必ず脳神経障害を起こすという訳でもない．現在，睡眠専門施設ではレム睡眠行動障害の患者のどの程度が脳神経障害に移行するかを追跡している．この疾患が注目された理由に，睡眠医療の発達と長寿になったことが関連している．というのも，神経変性は加齢変化に伴って生じてくるという考えもあるからである．これまでこの疾患がなかったのではなく，症状が発症する前に寿命を迎えた可能性がある．逆をいえば高齢になった場合はこの症状が出現したからといっても慌てず，明白な神経障害の合併がみられなければ静観していただくことがある．ただし，これによって睡眠障害になり，自分またはベッドパートナーが怪我をすることがあるようなら，必ず睡眠専門医に相談していただきたい．

睡眠の基礎を知る重要性

　睡眠時間，睡眠サイクル，睡眠を構成する因子などを知ることは，睡眠疾患を診断するうえで必要である．これまで睡眠医療が周知されていなかったため，例えば不眠で患者が受診した場合，診断もせずに安易に投薬し，その投薬が，睡眠の質にどのように影響するのかを検証することもなく，効果が低ければ投薬量を増やした．近年，これまで睡眠薬として頻繁に投与されてきた精神安定剤などは睡眠の質を悪化させる可能性があることが知られるようになった．

　筆者が所属する睡眠医療センターは創立されてからまだ10年に満たず，医学部の学生に睡眠医学の講義をするようになったのも最近である．現在，現役で活躍されている医療者の多くはほとんど睡眠医学の教育を受けていないと予想されるが，その状態の中で多数の不眠を治療しているというのが現状である．

　患者に良質な睡眠を与えることは，直ちに投薬することではなく，その年齢に相応しい睡眠時間，睡眠サイクルを理解し，なぜ睡眠動態が乱れたのかを検討することにより，生理的に理

想の睡眠に戻してあげることが重要だと考える．そうするには，まずは睡眠の基礎を知り，医療者自身が自らの睡眠をよく知るところから始めていただきたい．投薬せずとも生活を見直して改善するだけで良い睡眠に導くことができる．

文 献

1) Roffwarg HP, et al：Ontogenetic development of the human sleep-dream cycle. Science, **152**：604-619, 1966.
2) 樋口広芳：NHK ブックス　鳥たちの旅—渡り鳥の衛星追跡．日本放送出版協会，2005.
3) Aserinsky E, et al：Regularly occurring periods of eye motility and concomitant phenomena, during sleep. Science, **118**：273-274, 1953.

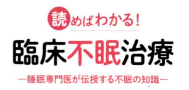

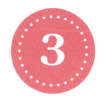

不眠症（不眠障害）とは

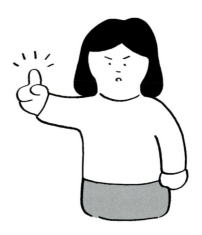

不眠症（不眠障害）とは

POINT

▶ 不眠は慢性化しやすく安易に治療すると遷延化しやすいことに注意を促す目的で，睡眠障害国際分類である ICSD-3 は不眠症から不眠障害に病名を変えた．

▶ 日本睡眠学会はいわゆる「不眠症」は精神生理性不眠症に分類する．

▶ 精神生理性不眠症の定義とは夜間なかなか入眠できず寝つくのに普段より2時間以上かかる入眠障害，いったん寝ついても夜中に目が覚めやすく2回以上目が覚める中間覚醒，朝起きたときにぐっすり眠った感じの得られない熟眠障害，朝普段よりも2時間以上早く目が覚めてしまう早朝覚醒などの訴えのどれかが週2回以上，かつ少なくとも1か月間は持続しており，不眠のため自らが苦痛を感じるか，社会生活または職業的機能が妨げられることなどのすべてを満たすことが必要である．

▶ 精神的なストレスや身体的苦痛のため一時的に夜間よく眠れない状態は，生理学的反応としての不眠ではあるが，「不眠症」とはいわない．

▶ 不眠に対し診断もせずにすぐに投薬をする，そのような過ちを犯すと必要のない薬剤を投与する，副作用でさらに薬剤を増量する，それにより他の合併症を併発するなどの問題が生じる．

▶ 不眠診断の初歩は問診であり，眠ることのみならず起きていることを聞くことが重要である．

▶ 不眠以外の疾患が隠れている危険性を常に念頭に．例えば中途覚醒の場合，睡眠時無呼吸症候群が隠れていることがある．

▶ 不眠を診断する際に睡眠日誌，睡眠アンケート，うつアンケートなどを用いると良い．

睡眠障害国際分類

慣例として一般社会や医療者の間で「不眠症」という用語が用いられてきた．睡眠障害国際分類である ICSD-3[1] は，主に不眠の頻度と持続期間に着目し，大きく3つのグループに分けた．そして「不眠症」ではなく，「不眠障害」という用語に切り替え，慢性不眠障害，短期不眠障害，その他の不眠障害とした（表1）．

1つ前の ICSD-2[2] では，疾病を個々の病態生理で分類していたため，ICSD-3 の分類の変化に驚いている睡眠学者は多い．反面，病態ではなく頻度と持続期間に着目する ICSD-3 の分類は，専門ではない一般医療者にとっては診断がしやすい分類となる．新しい分類がわかりやす

| 表1 | ICSD-3 における不眠障害の診断基準 |

①慢性不眠障害(Chronic insomnia disorder)
  A．患者あるいは患者の親や介護者が，以下の1つあるいはそれ以上を報告する
    1．入眠困難
    2．睡眠維持困難
    3．早朝覚醒
    4．適切な時間に就床することを拒む
    5．親や介護者がいないと眠れない
  B．患者あるいは患者の親や介護者が，夜間の睡眠困難に関連して，以下の1つあるいはそれ
     以上を報告する
    1．疲労または倦怠感
    2．注意力，集中力，記憶力の低下
    3．社会生活上・家庭生活上・職業生活上の支障，または学業低下
    4．気分がすぐれなかったり，イライラする(気分障害または焦燥感)
    5．日中の眠気
    6．行動の問題(過活動，衝動性，攻撃性)
    7．やる気，気力，自発性の減退
    8．過失や事故を起こしやすい
    9．睡眠について心配したり不満を抱いている
  C．眠る機会や環境が適切であるにも関わらず，上述の睡眠・覚醒障害を生じる
  D．睡眠障害とそれに関連した日中の症状は，少なくとも週に3回は生じる
  E．睡眠障害とそれに関連した日中の症状は，少なくとも3か月間認められる
  F．この睡眠・覚醒困難は，他の睡眠障害では説明できない

②短期不眠障害(Short-term insomnia disorder)
  ・慢性不眠障害とA，B，C，Fの項目内容は同一
  ・慢性不眠障害のD，Eの項目内容が，「睡眠障害とそれに関連した日中の症状が認められる
   のは，3か月未満である」

③その他の不眠障害(Other insomnia disorder)

> 不眠障害の診断基準．ICSD-3は，主に不眠の頻度と持続期間に着目し，大きく3つのグループに分けた．そして「不眠症」ではなく，「不眠障害」という用語に切り替え，慢性不眠障害，短期不眠障害，その他の不眠障害とした．

くなった点は，睡眠医療の裾野を広げるという意味では筆者はウェルカムだが，睡眠学者にとっては賛否両論の分類である．

　さて，ICSD-3の分類の特徴は，本人の訴えのみでなく家族や同居者の意見も取り入れている点である．A項目とB項目の大きな違いは，睡眠時間帯の症状と，活動時間帯の症状に分けていることである．ICSD-2で定義されている不眠症とは，適切な睡眠環境のもと「夜間の不眠症候」を呈すると定義され，「日中の機能障害」を伴うものについての扱いはICSD-3でも同じ方針である．つまり，夜間の症候がどれだけ悪くても，日中の生活を問題なく営むことができれば，それを不眠障害とはいわない．

　もう一点ICSD-3の特徴として，「不眠症」という用語を用いず，「不眠障害」に変更されたことである．「障害」とする意図として，不眠は軽い症状ではなく比較的恒久的に低下している状態であり，慢性化しやすく安易に治療すると遷延化しやすいことに注意を促し，啓発しようとしていることが読み取れる[3]．

　「不眠症」という言葉に馴染んでしまい，脳裏でなかなか「不眠障害」という言葉に切り替え難いが，これから述べる不眠の治療について説明すれば，理解していただけると期待している．

表2	Ⅰ．睡眠異常（日本睡眠学会分類）
	1．精神生理性不眠症
	2．原発性過眠症
	3．ナルコレプシー
	4．睡眠時無呼吸症
	5．反復性過眠症
	6．特発性過眠症
	7．環境条件に起因する睡眠障害

日本睡眠学会による睡眠異常の分類．日本睡眠学会は睡眠疾患を6つの群に分類し，いわゆる「不眠症」はⅠ．睡眠異常に属する．睡眠異常はさらに7つの疾患に分類される．

表3	不眠症の定義（日本睡眠学会分類）
	・入眠障害（普段より2時間以上）
	・中間覚醒（2回以上）
	・熟眠障害
	・早朝覚醒（週2回以上）
	＊上記のいずれかが1か月以上続く
	＊不眠が苦痛で社会生活に支障

日本睡眠学会による不眠症の定義．精神的なストレスや身体的苦痛のため一時的に夜間よく眠れない状態は，生理学的反応としての不眠ではあるが，不眠症とはいわない．

日本睡眠学会の分類

日本睡眠学会は睡眠疾患を，Ⅰ．睡眠異常，Ⅱ．概日リズム睡眠障害，Ⅲ．睡眠時随伴症，Ⅳ．精神障害に関連する睡眠障害，Ⅴ．身体的疾患に関連する睡眠障害，Ⅵ．薬物に関連する睡眠障害の6つの群に分類し，いわゆる「不眠症」はⅠ．睡眠異常に属する．

睡眠異常はさらに7つの疾患に分類され，1．精神生理性不眠症（psychophysiological insomnia），2．原発性過眠症（primary hypersomnia），3．ナルコレプシー（narcolepsy），4．睡眠時無呼吸症（sleep apnea syndrome），5．反復性過眠症（recurrent hypersomnia），6．特発性過眠症（idiopathic hypersomnia），7．環境条件に起因する睡眠障害となる（表2）[3]．

一般的に不眠といわれるのは，精神生理性不眠症のことである．不眠の定義とは，夜間なかなか入眠できず寝つくのに普段より2時間以上かかる入眠障害，いったい寝ついても夜中に目が覚めやすく2回以上目が覚める中間覚醒，朝起きたときにぐっすり眠った感じの得られない熟眠障害，朝普段よりも2時間以上早く目が醒めてしまう早朝覚醒などの訴えのどれかが週2回以上，かつ少なくとも1か月間は持続しており，不眠のため自らが苦痛を感じるか，社会生活または職業的機能が妨げられることなどのすべてを満たすことが必要である．なお，精神的なストレスや身体的苦痛のため一時的に夜間よく眠れない状態は，生理学的反応としての不眠ではあるが，「不眠症」とはいわない（表3）．

睡眠疾患分類から学ぶ不眠の診断

前述した睡眠疾患分類から学ぶ重要なことがある．一般医に受診する睡眠障害で最も多いのは不眠であろう．ところが，いつの間にか診断もせずにすぐに投薬をするという過ちを犯している．その結果，必要のない薬物を投与する，副作用でさらに薬物を増量する，それにより他の合併症を併発するなどの問題が生じている．

1．眠ることのみならず起きていることを問診する

多様化した社会生活の中，元来睡眠をとるべき夜間に仕事をしなければいけない，通勤・通学のために睡眠時間を削る，退職後やることがないから家から出ずに昼間に寝る，深夜まで煌々とした灯の中で働く，パソコン相手に毎日の労働時間が異なるなど，職種，年齢で生活パ

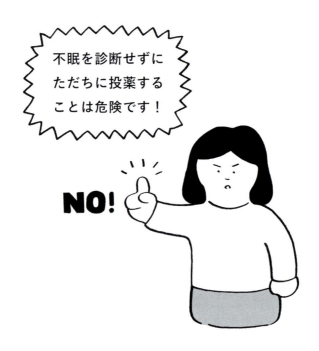

ターンが異なり，ストレスや疲労度も異なってくる．それによっても睡眠時間や睡眠パターンが変化する．

実際高齢者は頻繁に不眠を訴える．前章で加齢変化に伴って睡眠時間が減少することを述べた．高齢者の場合，単に以前と比べて睡眠時間が減少していることに不安を覚えることがある．また，外出することも減り，日光を浴びなくなり，行動量が減ると不眠につながることを知らず，テレビを観ながら居眠りしてしまうことも見受けられる．実際，日常生活に支障をきたしていないにも関わらず，単に睡眠時間が短いことを不眠だと思い，投薬されることによって逆に不眠障害を形成してしまう場合がある．

患者は受診すると深夜何時まで眠れなかった，という訴えをする．近年，退職した高齢者が増加し，21時よりも前に就眠してしまっている患者も少なくない．それが0時前に一度起きて，次に深夜3時まで眠れないと，病院にきたときには「深夜3時まで眠れなかった」とのみ訴える．その一言だけ聞き入れて投薬することがいかに誤っていることか，悪循環となる医療にならないように気をつけたい．

2. 不眠以外の疾患が隠れている危険性

睡眠中よく目が覚める，トイレに何度も行く，という訴えを聞いた場合，それは中途覚醒の問題であり，不眠症の1つと思いがちである．しかし，その原因が睡眠時無呼吸である可能性がある．睡眠時無呼吸は通常上気道の閉塞で起きる症状であるが，正常者でも1時間あたり5回ほど起きることがある．無呼吸が睡眠中1時間あたり20回以上となり，昼間に眠気があると，治療をする必要がある．ところが，不眠の訴えだけを聞いて睡眠薬，特に筋弛緩作用のあるベンゾジアゼピン製剤などを投与すると，無呼吸を増悪させてしまう．

その他，過眠症は昼間に過度な傾眠が生じ，ナルコレプシーは不眠を伴うことがある．これらの疾患は不眠と間違えられることがあり不適切な投薬をすると，症状がさらに悪化する可能

性がある.

　不眠に対応する場合,「まずは投薬」という概念を棄て,「まずは診断」という考えを持っていただきたい.

不眠を診断する

　基本的には患者の症状に傾聴することである. 不眠という自覚症状について本人は認識しているものの, 時には家族の情報が重要となる. 例えば, 本人は昼間眠ることはなくぼーっとしていると述べていてもテレビを観ながら寝ている, 寝ていないというが覗くとすやすやと眠っている, 消したほうが良いといっても深夜までテレビを見ているといった家族からの情報は重要である. 高齢者の場合は, 不眠に対して恐怖感を持つがあまり, 実際には眠っていても眠っていないと訴える場合がある. 認知機能が低下している場合, 精神状態が不安定の場合, ショックな出来事があった場合など, 本人が睡眠情報を正しく主治医に伝えられていない可能性があり, こうした家族からの情報が役に立つ.

　問診の他, アンケートを用いて患者の睡眠状態, さらに関連する情報を得ると良い.

1. 睡眠日誌(図1, 巻末付録①)

　寝た時間を記録する日誌である. ただし, 昼寝, うとうとした時間など, 昼間でも寝たと思った時間も記録する.

　図1の上段は記録方法, 下段は睡眠日誌を示す. 実際眠った時間を黒く塗りつぶし, 眠っているようで眠れていない自覚がある時間を斜線などで示し, 毎日マスを埋める. 睡眠日誌は多種あり, グラフの一番左端が深夜0時からつけるものもあるが, 当施設ではグラフの中央に深夜0時が書かれているものを使用している. 中央に深夜0時が設定されていると, 例えば夜9時から朝6時まで眠った場合, グラフ上に一直線で示され, 睡眠全体を把握しやすい. 左端に深夜0時が記されているグラフであると, 入眠から起床までの睡眠記録の線がグラフの両端に分断されることがある.

　睡眠日誌は慢性化した不眠障害, 過眠症, 概日リズム睡眠障害などの診療に有益である.

　図2はある不眠障害の患者の睡眠日誌であるが, 上の2週間は治療前の記録である. この日誌をみると, 患者は夕方に長時間の居眠りをし, さらに眠れないのにうとうとと布団にいる時間が長く, 断眠を起こしていることがわかる. この患者には睡眠衛生指導を行った. 昼食後の13時頃から30分ほどの昼寝をすること, 眠くならないうちは寝床につかない, むしろ入眠時間を遅くして眠るように指導したところ, 下の段のように不眠が改善した.

2. ESS(Epworth Sleepiness Scale)日本語版[4)5)]

　国内外問わず最も使用されている眠気, 傾眠のアンケートである(図3). このアンケートは直接不眠を探知するものではないが, 睡眠時無呼吸や過眠症などについて, 鑑別診断を行うのに役に立つ. すべての睡眠関連疾患に適しているが, 運転を重視する国で開発されたアンケートであるため, 原本は運転に関する設問が多い. 表にあるものは日本に適したものとして意訳されたものである.

読めばわかる! 臨床不眠治療－睡眠専門医が伝授する不眠の知識－　3. 不眠症(不眠障害)とは　　27

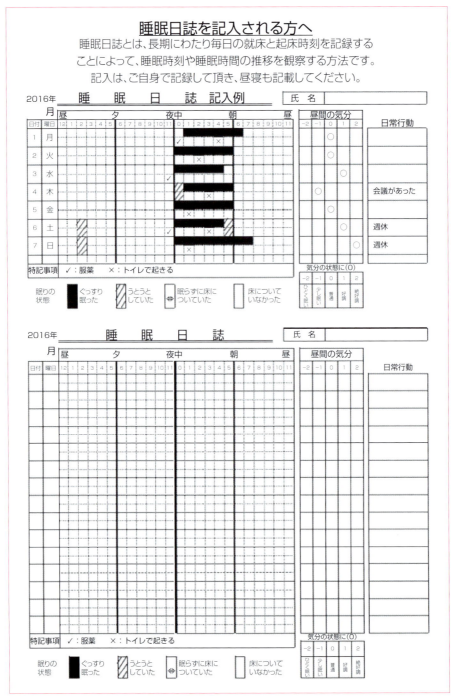

図1 睡眠日誌
当施設で用いられている睡眠日誌
(中山明峰(著):ここからスタート！睡眠医療を知る―睡眠認定医の考え方―. 2017. より転載)

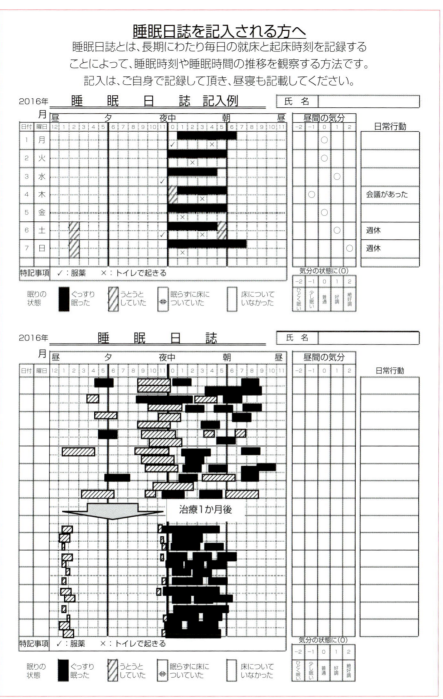

図2　実際の睡眠日誌

（中山明峰（著）：ここからスタート！睡眠医療を知る―睡眠認定医の考え方―. 2017. より転載）

| | | | 年　月　日 |

ESS　　氏名＿＿＿＿＿＿＿

　もし，以下の状況になったとしたら，どのくらいうとうとする（数秒～数分眠ってしまう）と思いますか.
　最近の日常生活を思い浮かべてお答えください.
　すべての項目にお答えしていただくことが大切です.

状　況	うとうとする可能性は			
	ほとんどない	少しある	半々くらい	高い
1）座って何かを読んでいるとき（新聞，雑誌，本，書類など）	0	1	2	3
2）座ってテレビをみているとき	0	1	2	3
3）会議，映画館，劇場などで静かに座っているとき	0	1	2	3
4）乗客として1時間続けて自動車に乗っているとき	0	1	2	3
5）午後に横になって，休息をとっているとき	0	1	2	3
6）座って人と話をしているとき	0	1	2	3
7）昼食をとった後（飲酒なし），静かに座っているとき	0	1	2	3
8）座って手紙や書類などを書いているとき	0	1	2	3
合　計				

図3 ESS（Epworth Sleepiness Scale）日本語版
国内外問わず最も使用されている眠気，傾眠のアンケートである.

　日常生活での昼間の眠気について記載してもらうアンケートで，8項目から構成されている自記式尺度である.
0＝眠ってしまうことはない
1＝時に眠ってしまう
2＝しばしば眠ってしまう
3＝だいたいいつも眠ってしまう
　各数字（0～3点）を縦に加算し，総合得点を算出する．得点が高いほど日中の眠気が高いと判定する．ボーダーラインは合計得点11点とし，11点を超えるものは病的過眠領域とされる.

3. ピッツバーグ睡眠質問票日本語版（The Japanese version of the Pittsburgh Sleep Quality Index；PSQI-J）[6]～[8]

　PSQI-J は睡眠とその質を評価する自記式質問票であり（図4），すべての睡眠疾患に用いられる．記入する項目が多いだけ患者は大変だが，医療者が患者の不眠情報について詳しく知りたい場合に適しており，さらに広く学術で用いられているアンケートである.
　18の質問項目は，睡眠の質（睡眠の全体的な主観評価），入眠時間（寝つきの良さを評価），睡眠時間（総睡眠時間の長さを評価），睡眠効率（就寝時間に対する実睡眠時間の割合を評価），睡眠困難（中途覚醒の程度を評価），睡眠関連薬の使用（眠るための薬の使用頻度を評価），日中の

記入日　　年　　月　　日

PSQI-J 質問票　　氏名

　過去1か月間における，あなたの通常の睡眠の習慣についておたずねします．過去1か月間について大部分の日の昼と夜を考えて，以下のすべての質問項目にできる限り正確にお答えください．

① 寝床に入る時刻は平均して何時頃でしたか？
　　就寝時刻　（1. 午前　2. 午後）　　　時　　　分頃

② 寝床についてから寝るまでの時間は平均どれくらいかかりましたか？
　　　　　　　　　　　　　　　　約　　　分

③ 平均して何時頃起床しましたか？
　　起床時刻　（1. 午前　2. 午後）　　　時　　　分頃

④ 実際の睡眠時間は何時間くらいでしたか？（寝床にいた時間とは異なります）
　　睡眠時間　　　　1日平均　約　　　時間　　　分

⑤ 過去1か月間において，ご自分の睡眠の質を全体として，どのように評価しますか？
　　0. 非常に良い　　1. かなり良い　　2. かなり悪い　　3. 非常に悪い

⑥ 過去1か月間において，どのくらいの頻度で，眠るために薬を服用しましたか（医師から処方された薬あるいは薬屋で買った薬）？
　　0. なし　　1. 1週間に1回未満　　2. 1週間に1～2回　　3. 1週間に3回以上

⑦ 過去1か月間において，どのくらいの頻度で，車の運転中や食事中や社会活動中など眠ってはいけないときに，起きていられなく困ったことがありましたか？
　　0. なし　　1. 1週間に1回未満　　2. 1週間に1～2回　　3. 1週間に3回以上

⑧ 過去1か月間において，物事をやり遂げるのに必要な意欲を持続するうえで，どのくらい問題がありましたか？
　　0. 全く問題なし　　1. ほんのわずかだけ問題があった　　2. いくらか問題があった
　　3. 非常に大きな問題があった

⑨ 以下の理由のために睡眠が困難でしたか？　各質問ごとに該当する番号を○で囲んでください．

	なし	1週間に1回未満	1週間に1～2回	1週間に3回以上
A. 寝床についてから30分以内に寝ることができなかったから	0	1	2	3
B. 夜間または早朝に目が覚めたから	0	1	2	3
C. トイレに起きたから	0	1	2	3
D. 息苦しかったから	0	1	2	3
E. 咳が出たり，大きないびきをかいたから	0	1	2	3
F. ひどく寒く感じたから	0	1	2	3
G. ひどく暑く感じたから	0	1	2	3
H. 悪い夢をみたから	0	1	2	3
I. 痛みがあったから	0	1	2	3
J. 上記以外の理由があったから	0	1	2	3

図4　ピッツバーグ睡眠質問票日本語版（The Japanese version of the Pittsburgh Sleep Quality Index；PSQI-J）

　PSQI-J は睡眠とその質を評価する自記式質問票である．すべての睡眠疾患に用いられ，広く学術で用いられているアンケートである．

HAD 尺度

記入日 　　年　　月　　日

氏　名

気分の変化は，病気に影響を与えることもあり，これを知ることが，治療に役立つことがあります．
以下の質問に，あまり考え込まずにお答えください．長い時間考え込むと不正確になることがあります．
各項目１つだけお答えください．

最近の気持ちについて，当てはまる**数字**に○を付けて下さい．

1　緊張したり気持ちがはりつめたりすることが： 　1　しょっちゅうあった 　2　たびたびあった 　3　時々あった 　4　全くなかった	2　むかし楽しんだことを今でも楽しいと思うことが： 　1　めったになかった 　2　少しだけあった 　3　かなりあった 　4　まったく同じだけあった
3　何か恐ろしいことが起ころうとしているという恐怖感をもつことが： 　1　しょっちゅうあって，非常に気になった 　2　たびたびあるが,あまり気にならなかった 　3　少しあるが，気にならなかった 　4　全くなかった	4　物事の面白い面を笑ったり，理解したりすることが： 　1　全くできなかった 　2　少しだけできた 　3　かなりできた 　4　いつもと同じだけできた
5　心配事が心に浮かぶことが： 　1　しょっちゅうあった 　2　たびたびあった 　3　それほど多くはないが，時々あった 　4　ごくたまにあった	6　機嫌の良いことが： 　1　全くなかった 　2　たまにあった 　3　時々あった 　4　しょっちゅうあった
7　楽に座って，くつろぐことが： 　1　全くできなかった 　2　たまにできた 　3　たいていできた 　4　必ずできた	8　仕事を怠けているように感じることが： 　1　ほとんどいつもあった 　2　たびたびあった 　3　時々あった 　4　全くなかった
9　不安で落ち着かないような恐怖感をもつことが： 　1　しょっちゅうあった 　2　たびたびあった 　3　時々あった 　4　全くなかった	10　自分の顔，髪型，服装に関して： 　1　関心がなくなった 　2　以前よりも気を配っていなかった 　3　以前ほどは気を配っていなかったかもしれない 　4　いつもと同じように気を配っていた
11　じっとしていられないほど落ち着かないことが： 　1　しょっちゅうあった 　2　たびたびあった 　3　少しだけあった 　4　全くなかった	12　物事を楽しみにして待つことが： 　1　めったになかった 　2　以前よりも明らかに少なかった 　3　以前ほどはなかった 　4　いつもと同じだけあった
13　突然，理由のない恐怖感（パニック）に襲われることが： 　1　しょっちゅうあった 　2　たびたびあった 　3　少しだけあった 　4　全くなかった	14　面白い本や，ラジオまたはテレビ番組を楽しむことが： 　1　ほとんどめったにできなかった 　2　たまにできた 　3　時々できた 　4　たびたびできた

図5 　HAD 尺度（Hospital Anxiety and Depression Scale）

不安，抑うつの尺度となるアンケートである．抑うつ症状の９割に睡眠障害が
存在するといわれている．不眠を訴えた場合，背景にうつや不安が存在するこ
とを念頭に置くべきである．
（中山明峰（著）：ここからスタート！睡眠医療を知る─睡眠認定医の考え
方─．2017．より転載）

眠気などによる日常生活への支障（睡眠問題に伴う眠気などを評価）の７つの要素から構成されている．各構成要素の得点（0～3点）を加算し，総合得点（0～21点）を評価する．得点が高いほど睡眠が障害されていると判定される．5.5点をカットオフ値とし，それ以上を睡眠障害ありと判定する．詳しい採点方法は文献6～8を参照いただきたい．

4. HAD 尺度（Hospital Anxiety and Depression Scale）[9][10]

抑うつ症状の９割に睡眠障害が存在するといわれている．不眠を訴えた場合，背景にうつや不安が存在することを念頭に置くべきである．不眠は抑うつや不安を引き起こすことがあり，抑うつや不安は不眠を繰り返す可能性がある．一方，初診時に患者の精神状態を聞き出すのは困難な場合がある．その際，このアンケートが役に立つことがある（図5）．一方，このアンケートの質問を不愉快に思う患者もおり，率直に答えないこともあるため，あくまでも参考程度にする．

HAD 尺度は身体疾患を有する患者で，身体症の影響を受けずに，抑うつや不安などの症状を評価する自記式質問票である．14項目の別々のスコアで不安と抑うつを評価する．各項目ごとに得点（0～3点）がついており，1：3点，2：2点，3：1点，4：0点となっている．不安7項目は奇数の質問項目，抑うつ7項目は偶数の質問項目となっており，それぞれの合計得点（0～21点）で高得点のほうが心理学的苦悩が高いとされる．

7点以下は問題なし，8～10点は臨床的に苦悩の可能性があり，11点以上は臨床的に明確な苦悩を示す．

文 献

1) American Academy of Sleep Medicine：International classification of sleep disorders. 3rd edition. Darien, Amerian Academy of Sleep Medicine, 2014.
2) American Academy of Sleep Medicine：International classification of sleep disorders. 2nd edition.（ICSD-2）：Diagnostic and coding manual. Westchester, American Academy of Sleep Medicine, 2005.
3) 日本睡眠学会：睡眠障害の基礎知識. 2018.（http://jssr.jp/kiso/syogai/syogai.html）
4) Johns MJ：A new method for measuring daytime sleepiness：the Epworth Sleepiness Scale. Sleep, **14**：540-545, 1991.
5) Kobayashi M, et al：The Validity and Usefulness of the Japanese Version of the Calgary Sleep Apnea Quality of Life Index in Patients with Obstructive Sleep Apnea Hypopnea Syndrome. Intern Med, **52**（3）：309-315, 2013.
6) Doi Y, et al：Psychometric assessment of subjective sleep quality using the Japanese version of the Pittsburgh Sleep Quality Index（PSQI-J）in psychiatric disordered and control subjects. Psychiatry Res, **97**（2-3）：165-172, 2000.
7) 土井由利子ほか：ピッツバーグ睡眠質問票日本語版の作成. 精神科治療学, **13**（6）：755-769, 1998.（英語による引用：Doi Y, et al：Development of the Japanese version of the Pittsburgh Sleep Quality Index. Japanese Journal of Psychiatry Treatment, **13**（6）：755-763, 1998.
8) Buysse DJ, et al：The Pittsburgh Sleep Quality Index：a new instrument for psychiatric practice and research. Psychiatry Res, **28**（2）：193-213, 1989.
9) Zigmond AS, et al：The hospital anxiety and depression scale. Acta Psychiatr Scand, **67**（6）：361-370, 1983.
10) Zigmond AS et al, 北村俊則（訳）：Hospital Anxiety and Depression Scale（HAD 尺度）. 精神科診断学, **4**：371-372, 1993.

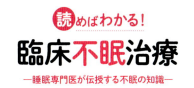

睡眠薬の過去～現在

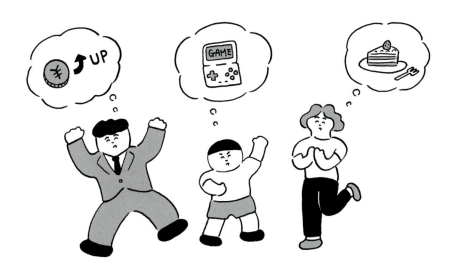

4 睡眠薬の過去〜現在

> **POINT**
> - 過去からバルビツール系薬剤〜ベンゾジアゼピン製剤〜非ベンゾジアゼピン製剤の3世代を経て，GABA受容体作動薬が睡眠薬として用いられた．
> - GABA受容体作動薬は抗不安作用，鎮静・催眠作用，筋弛緩作用，抗けいれん作用を持つ．
> - GABA受容体作動薬は，GABA受容体シナプスの先にドパミンを分泌する作用を持ち，ドパミンは幸福感を得ることができるホルモンである．
> - GABA受容体作動薬は即効性があるため，不眠に悩む患者にとっては都合の良い薬剤でもある．しかし，長期服用による副作用と依存性に苦しむこととなる．
> - GABA受容体作動薬は擬似的に睡眠状態を作るが，睡眠の生理的動態に障害を与えるため，新たなる薬剤の開発が必要である．

睡眠薬は存在しない？

そもそも睡眠という言葉の定義は曖昧である．何をもって睡眠とするのか．夜の時間帯のこと？意識をなくしたときのこと？目を閉じていること？夢を見ていること？

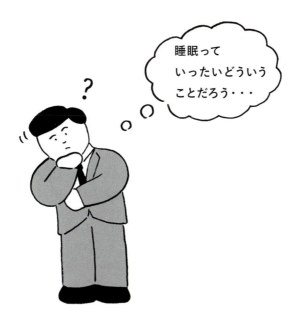

前述した生理的睡眠動態とは，脳と体を交代して休ませるシステム，深度，時間配分，サイクル，リズムなどから構築されている．これらの生理現象に不足した部分をサポートし，円滑に睡眠が営めるようにする薬剤が「真の睡眠薬」といえよう．いつしか人は，即効性があり内服すれば瞬時に眠ることができる薬剤を求めるようになった．例え薬理学的に睡眠の質を悪化させる薬剤であったとしても，眠るという欲求が満たされればそれを過去では「睡眠薬」と呼んだ．

　初代「睡眠薬」と呼ばれたのはバルビツール酸系薬剤，つまり麻酔薬である．麻酔効果で意識をなくし，同時に強い筋弛緩作用をきたした．さらに投与量に症状が反応した．つまり大量に服用すれば過度の筋弛緩が起こり，呼吸停止に至ることもある．「睡眠薬」は死に至るというイメージが持たれたのは，1902年に開発されたバルビツール系薬剤の副作用によるものであった．類似した作用を持ちながらもそこまでの副作用はなく，多少量が増えても死に至ることがないように開発されたのが，1960年代に出現したGABA受容体に働きかけるベンゾジアゼピン製剤である．その開発からすでに50年以上が経過したのであるから，「睡眠薬」が人を死に至らせることに実感がないのも当たり前である．

　一方，過去の「睡眠薬」は新たな問題を引き起こしている．

　バルビツール系薬剤の1つである「メプロバメート」は，依存性が少ないという触れ込みで発売され，「トランキライザー」と呼ばれたが，やがてこの薬剤も依存性が問題になり，代わりに出現したベンゾジアゼピン製剤はかつての薬剤ほどの副作用を持たないということで「マイナートランキライザー」と呼ばれた．ところが，現在でも頻繁に処方されているベンゾジアゼピン製剤の呼び名は不思議だ．時には精神安定剤，時には自律神経薬，そして肩こり，頭痛にも効く薬などと，患者に説明する際に応じてその呼び名が変化した．なぜだろうか．

　今日，我々がイメージとして描く「睡眠薬」というのは，実は抗不安薬であるベンゾジアゼピン製剤で，主に4つの効果スペクトラムを持つ．それは，①抗不安作用（大脳皮質・辺縁系に対する作用），②鎮静・催眠作用（睡眠潜時の短縮，覚醒レベルの低下，レム睡眠時間の短縮とレムサイクルの増加），③筋弛緩作用（脊髄レベルにおける作用・筋緊張性頭痛に用いられる），④抗けいれん作用（脳幹部を含む広範囲な中枢神経系のGABA神経系の賦活）である．

　そして，さらに不思議なことに，「非ベンゾジアゼピン製剤」というものが誕生したのである．なぜベンゾジアゼピン製剤を否定する薬剤が，堂々と固有名詞として「非ベンゾジアゼピン製剤」として誕生したのか．海外でも同じ現象がみられた．初代の非ベンゾジアゼピン製剤と呼ばれたのはシクロピロロン系，英語でZopiclone，日本ではアモバン®として販売され，それに続いてZolpidem（マイスリー®）が誕生した．これらの薬剤の名前の頭文字がZであるため，Zドラッグと呼ばれ，海外でもベンゾジアゼピン製剤と区別した．近年販売されたEszopiclon（ルネスタ®）はZopicloneの光学異性体として誕生し，Zopicloneの副作用を改善した薬剤である．

　非ベンゾジアゼピン製剤はベンゾジアゼピン製剤とは別の化学構造を持っているため，「非」という呼び名がついた．それならば全く別の薬剤として区別すれば良いのに，わざわざ「非」とつけるのは謎だと，誰しもが思う．日本の医療保険において，非ベンゾジアゼピン製剤はベ

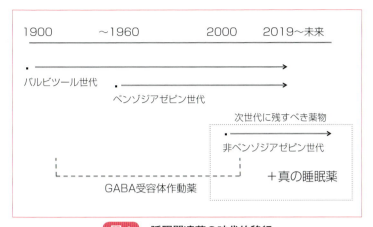

図1 睡眠関連薬の時代的移行
過去から現在まで，GABA受容体作動薬を睡眠治療として用いられた．

ンゾジアゼピン製剤より副作用が軽減されているため，長期投与することが可能である．ところが近年，非ベンゾジアゼピン製剤はベンゾジアゼピン製剤に類似した有効性があり，軽減されたもののその副作用もグレーゾーンであることが知られるようになった．そのため，初代の非ベンゾジアゼピン製剤であるZopicloneは，2016年より日本では長期投与できなくなっている．

さて，トランキライザーであるバルビツール系薬剤の副作用が問題になり，そのために出現したマイナートランキライザーであるベンゾジアゼピン製剤，その副作用が同様に問題視され，非ベンゾジアゼピン製剤時代に入ったといわれている．では過去にバルビツール系薬剤からベンゾジアゼピン製剤に入れ替わったように，現在はベンゾジアゼピン製剤から非ベンゾジアゼピン製剤に入れ替えられたかというと，そうではない．というのも，この3剤ともすべてがGABA受容体作動薬であるからだ(図1)．

GABA受容体作動薬の問題点

GABA(γ-アミノ酪酸)は中枢神経系の抑制性神経伝達物質である．GABA受容体が刺激されると，神経細胞に過分極が生じ，これにより活動電位が生じにくくなり，神経伝達の阻害効果を引き起こす．つまり，GABA受容体を刺激すると，脳の作動が停止する方向に働きかけるのである．

GABA受容体作動薬は精神治療にも頻繁に用いられている．不安をなくすことから精神安定剤とも呼ばれた．ところが，それは不安をなくしているのではなく，不安を感じる脳の過活動を止めていることに過ぎない．薬剤は一過性に作動し，その効果が薄れると，不安が再び現れる．そのため，不安を持つ患者は薬剤の効果が薄れる頃に再び内服をする．しかし，薬剤でGABA受容体を長期に，頻繁に作動させると，GABA受容体の反応性が低下するため，その作動薬を増量するか，より強力なものに切り替えるようになる．中脳辺縁ドパミン神経系の起始

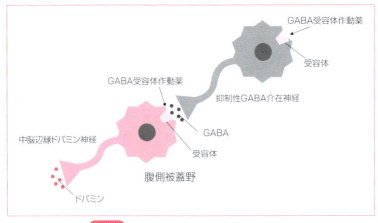

図2 GABA受容体とドパミンの関係

中脳辺縁ドパミン神経系の起始核である腹側被蓋野には抑制GABA神経が投射しており、ドパミン神経系を抑制的に調節している．GABA受容体作動薬はこの抑制性をさらに抑制するため、ドパミンが過剰に遊離される．

核である腹側被蓋野には抑制GABA神経が投射しており、ドパミン神経系を抑制的に調節している．GABA受容体作動薬はこの抑制性をさらに抑制するため、ドパミンが過剰に遊離されることとなる(図2)．

ドパミンはGABA同様中枢神経系に存在する神経伝達物質で、アドレナリン、ノルアドレナリンの前駆体でもある．これらの物質は運動調節、ホルモン調節、快楽の感情、意欲、学習に関わるため、分泌すれば人は「元気」になったと勘違いする．例えば、我々は試験に合格した、昇進した、宝くじに当たった、告白した異性に受け入れられたなどと、祈願していたことが叶った瞬間を生涯憶えている．その瞬間に脳内に大量のドパミンが分泌されている．ドパミンはいわば幸福の神経伝達物質でもある．人間は思考によってドパミンをある程度コントロールすることができる．いわゆる、ポジティブな考えを持つ人は幸せと考えやすいという原理に基づく．コップの中に水が半分入っている場合，「残念、半分しか入っていない」と思うネガティブな人より，「良かった、まだ半分も入っている」と思うポジティブな人のほうがドパミン分泌がより増える．ドパミンで得られた幸福感は、高ければ高いほど深く記憶に刻み込まれる．同じ経験でも若いときは初めての経験となるためドパミン分泌も多い．恋愛でも若いときは異性と会話するだけでドキドキしたものだが、年を取るとそれほど興奮しない．そのため、高齢者はいつまでも若いときはこうだったという自慢話をすることになってしまう．

人はドパミンから得た快楽を記憶しているため、それを得るための努力もできる．部屋を片付ければ親に褒められる、頑張って勉強すれば試験に受かる、バイトをすれば欲しかったバッグが買える、コツコツ働けばいつか家が建てられるなど、努力なしではドパミンを得ることができないことを経験していく．一方で、一般人として暮らしていたのに、あるとき急にその才能を評価されスーパースターともてはやされる人がいる．彼らがその地位を得たときのドパミン分泌は、想像できないほど高く、その生活は華やかな世界へと変わっていく．ところがその

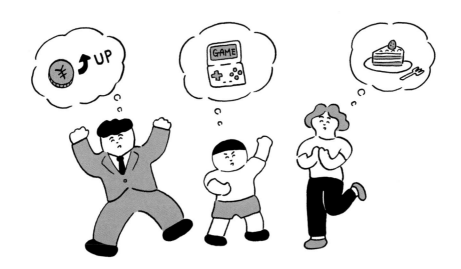

後，そのスーパースターが元の世界に戻ったとしても，二度とスーパースターになったときのようなドパミンによる幸福感を味わうことはできなくなるだろう．

　本書を執筆した2018年，映画「ボヘミアン・ラプソディー」が話題を呼んだ．1980年代のスーパーロックグループ・クイーンのリードボーカルであるフレディー・マーキュリーの人生を描いた映画である．無名なボーカルから急に大スターとなり，周囲にちやほやされ彼は傲り，仲間から離れ，酒池肉林の毎日に溺れた．淫らな仲間とパーティーをしたある翌朝，もうろうとしていた彼のところに体調を心配して彼女が訪ねた．久しぶりに再会した彼女は変貌した彼に驚き，そしてテーブルの上に白い粉が散乱していた状態に呆れ，彼がそれに言い訳をしていたワンシーンが印象的であった．映画の後半はその状態から立ち直る彼の苦悩に涙しないファンはいなかったであろう．

　ドパミンは脳に勘違いを起こさせる魔物でもあるが，誰しもドパミン分泌の幸福感を経験したことがあるはずである．努力したからドパミンが出て幸福になった，これからも努力し続ければまた幸福になれると思う人がいる一方，過去の幸福感にいつまでもしがみつき，苦労せずにドパミンを得ることはできないかと考える人もいる．そのような場合，薬剤はその欲望を満たすことができる．ドパミンの分泌を促す薬剤は多種存在しているが，その1つが麻薬といわれるものである．近年でもスーパースターがコカインやヘロインなどの麻薬中毒で逮捕されたニュースを見るたびに，このことを思う．そして最も恐れることがある．このような悲しい出来事はスーパースターに限ったことではなく，より多数の一般人が同じ過ちを犯していることである．ドパミンを分泌するGABA受容体作動薬は，その危険に近寄らせる危険性を抱いている．

未来に向けた薬剤

　過去にさかのぼり，我々は睡眠薬としてバルビツール系薬剤～ベンゾジアゼピン製剤～非ベンゾジアゼピン製剤の3世代を用いてきた．これらのGABA受容体作動薬は脳の機能を低下し，ドパミンを出すことによって不安を一過性に改善し，意識を低下させ擬似的に睡眠状態を作ることができる．しかし，同時に正常な睡眠脳波にも障害を与えていて，これらの多くの薬剤を使用した睡眠脳波はノンレム睡眠において深度が減少し，レム睡眠の割合が低下する．一方，即効性があるため，不眠に悩む患者にとっては都合の良い薬剤でもある．しかし，長期服用による代償として，副作用と依存性に苦しむこととなる．

　今だからこそ，過去と全く異なる薬理作用を持つ睡眠薬が必要である．それは睡眠の生理的動態を障害せず，GABA受容体作動薬の副作用を持たない薬剤，「真の睡眠薬」である．

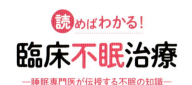

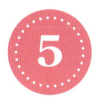

ベンゾジアゼピン製剤の問題点と離脱

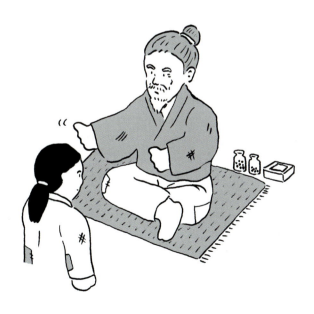

ベンゾジアゼピン製剤の問題点と離脱

POINT

- ベンゾジアゼピン製剤は「危険ハーブ」よりも有害性・依存性が強い．
- 国際連合はベンゾジアゼピン製剤を麻薬などと類似した有害性を持つ薬剤とみなし，2010年にアジアで頻用している国では日本が第1位であった．
- 2018年度診療報酬改定ではベンゾジアゼピン投与に強い規制がかかった．さらに「向精神薬調整連携加算」という項目は，ベンゾジアゼピン製剤を安易に投薬しないことを促している．
- ベンゾジアゼピン離脱の第一歩は，医療者も患者もベンゾジアゼピン製剤の副作用を十分に理解し，話し合い，出口を探すことである．
- 患者が不安を訴えるとき，薬剤投与の前にまずはその不安を傾聴する．
- ベンゾジアゼピン製剤の複数内服に対し離脱を行う場合，長時間型〜中間型〜短時間型の順で減薬する．
- ベンゾジアゼピン製剤が単数になったら，隔日，2日隔へと伸ばす，または代薬に置き換える．
- ベンゾジアゼピン離脱を計画する際には，必ず離脱症候群の説明をする．
- 離脱症候群が出現した際には少し薬剤を戻したり，精神科医と相談する必要がある．
- ベンゾジアゼピン製剤を離脱した場合でも，リバウンドしないためにしばらく経過観察をする必要がある．

ベンゾジアゼピン製剤は麻薬？

　GABA受容体作動薬であるベンゾジアゼピン製剤は実に便利な薬剤である．時には抗不安作用を用いて不定愁訴の多い患者に，時には鎮静作用で「睡眠薬」として，時には筋弛緩作用で肩こり患者にも使われた．万能薬ともいえよう．そのため，一般診療医の間で投与が広まり，現在でも頻用され，GABA受容体作動薬の中で最も販売量が多い．

　頻繁に投与される一方，ベンゾジアゼピン製剤は長期使用すると依存性が生じ，減量や断薬をしようとすると深刻な睡眠障害，不安と緊張の増加，パニック発作，手の震え，発汗，記憶の問題，動悸，頭痛，幻覚などと多彩な反跳退薬症候（ベンゾジアゼピン離脱症候群）をきたすことが知られるようになった．すなわち，不眠治療のために用いられたベンゾジアゼピン製剤

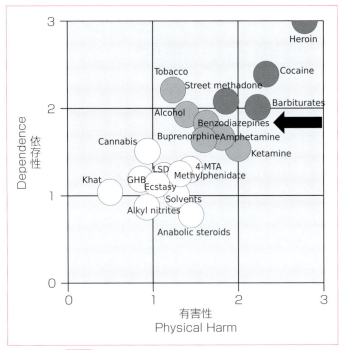

図1 有害性薬物の依存性と有害性に相関

有害性薬物の依存性と有害性の重症度を0から最大3に設定したところ，ベンゾジアゼピン製剤は有害性が約1.5，依存性に至っては約2である．

は長期使用になると断薬もできず，さらに悪化した不眠障害を生み出す可能性もある[1]．

　このことについては，以前から国際的に問題視された．世界的にも権威ある医学誌Lancetは，2007年に有害性薬物の一覧表を報告し，その依存性と有害性を公表した（図1)[2]．依存性と有害性の重症度を0から最大3に設定し，有害性薬物がプロットされている．近年，日本で問題視され，違法薬物として厳しく取り締まられている「危険ハーブ」，その代表である「エクスタシー」は依存性と有害性がそれぞれ約1であり，最も悪性度が高いのはヘロインで依存性と有害性がそれぞれ約3であった．そして，ベンゾジアゼピン製剤（図1：矢印）は有害性が約1.5，依存性に至っては約2である．信じがたいことに，ベンゾジアゼピン製剤は「危険ハーブ」よりも有害性が強いのにも関わらず我々は今現在，それを医療保険下で日々患者に投与している国に住んでいるのである．

　国際連合[3]はすでにベンゾジアゼピン製剤を麻薬などと類似した有害性を持つ薬剤とみなし，2010年に世界でベンゾジアゼピン製剤を乱用している国を発表した．目を覆いたくなるような結果だが，日本はアジアで1位，世界でも上位に鎮座している（図2）．それにも関わらず，筆者がこの内容のことで学会報告や講演を行うと，「これまでベンゾジアゼピン製剤を大量に投与してきて何も問題を起こしていない」という声を未だに多く聞く．しかし，現実は問題を起こしていないことはない．例えばA医療施設で不眠にてベンゾジアゼピン製剤を投与された患者が薬剤性の合併症と知らずに手の震えを訴えてB医療施設に受診し，新たな薬剤を投与さ

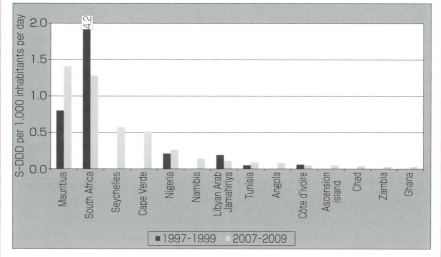

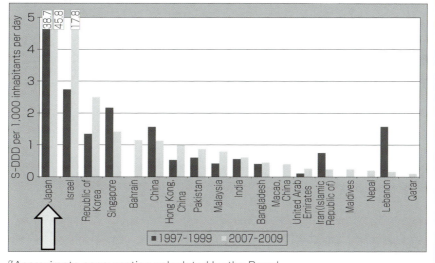

図2 国際連合報告によるベンゾジアゼピン製剤使用量の一覧表

国際連合はすでにベンゾジアゼピン製剤を麻薬などと類似した有害性を持つ薬剤とみなし，2010年に世界でベンゾジアゼピン製剤を乱用している国を発表し，日本はアジアで1位，世界でも上位に鎮座している．

表1	2018 年 4 月からの診療報酬改定

- 抗不安薬・睡眠薬「12 か月以上」処方で診療報酬適正化
  （処方料→29 点，処方箋料→40 点）

- 多剤併用（抗不安薬・睡眠薬・抗うつ薬・抗精神病薬）は減算
  （処方料 20 点→18 点，処方箋料 30 点→28 点）

- 向精神薬調整連携加算（12 点）

- 精神治療する資格を持つか，医師会のカリキュラムコード取得で減算を免れる

2018 年春から睡眠治療として用いられているベンゾジアゼピン製剤の診療報酬に強い規制がかかった．複数剤，長期投与については一定の条件を満たさないと減点される．

れている可能性がある．有名人の麻薬問題であれば話題に上るが，一般人の薬物依存は闇に葬られるだけである．ましてやこの国ではベンゾジアゼピン製剤が麻薬類似薬である認識が薄い．日本はマリファナなどの麻薬のみを規制対象にしている場合ではないのである．

ベンゾジアゼピン離脱の第一歩

　常識がいつの間にか非常識に変わり，その対応に戸惑うことは時代の流れの中でしばしば体験する．例えば，筆者が医師になった頃，病院内での喫煙は許されていた．どこの医局にも机に灰皿が置いてあり，先輩たちは仕事が終わると美味しそうにタバコをふかした．また，お客様をもてなすため，家の応接間にも接待用の灰皿がおいてあった．お客様が来られると，お茶と一緒にタバコを勧めた．それがいつの間にか喫煙者は蔑視されるようになった．都会では禁煙区域も多く，喫煙した場合には罰金を取られるようにもなった．何が常識か，自信を持っていえない時代なのかもしれない．

　バルビツール系薬剤が悪玉に挙げられた1960年代，その副作用を大幅に軽減したベンゾジアゼピン製剤を開発した研究者たちは，時代を変えたとさぞ誇りに思ったことであろう．筆者が講演でベンゾジアゼピン製剤の問題点に触れると，先輩医療者からそこまでベンゾジアゼピン製剤を非難するなと忠告を受けることがある．それもそうだ，筆者はベンゾジアゼピン製剤が生まれた頃に生まれた若造だから，当初のベンゾジアゼピン製剤がバルビツール系薬剤に取って変わった善玉であることなど，何も知らないわけである．

　ベンゾジアゼピン製剤への規制に国や学会団体も乗り出した．過去は投与数も投薬日数も規制が緩かったが，これまで曖昧な薬品名として使われた「精神安定剤」などを使わず，ベンゾジアゼピン製剤を「抗うつ薬・精神病薬」の群に指定し，麻薬類似薬として 2016 年度診療報酬改定後，これらの薬剤の多剤投与は減算されるようになった．さらに 2018 年度診療報酬改定では，その規制がさらに厳しくなった（表1）．減算を免れるには，精神治療をする資格を持つか，医師会のカリキュラムコード取得が必要となった．この改定で，最も注目するべきことは，「向精神薬調整連携加算」という項目がついたことである．この項目は，いわばベンゾジアゼピン製剤の依存性や有害性を説明し，それらを減薬するように調整することに対して診療報酬が加

算されるということで，これは革新的である．わずか12点ではあるが，歴史を変える大きな12点だと感じる．

　ベンゾジアゼピン製剤の功労を否定はしない．しかし，時代が変わったのである．その薬害が注目され，さらに次なる手段が見い出された現在，「新たな患者には投与しない！」ということを心がけてほしい．どうしても新規に投与をする際には，必ず患者にベンゾジアゼピン製剤の有害性と依存性を説明すること，期限を設けて断薬計画を立ててから投与すること，そしてこの薬剤は麻薬・向精神薬であり単なる不眠を治療しているのではなく，精神疾患治療をしている自覚を持ってほしいことを説明することが求められている．ベンゾジアゼピン離脱の第一歩として，まずは新たな犠牲者を作らないことである．

　問題は現在投薬中の患者をどうするか，苦慮する問題である．何の説明もなく患者に薬剤を投与してきた時代は終わった．薬剤の副作用を説明せずに患者に薬剤投与をすることは，法に触れる前に医療者の倫理問題である．今一度，投与中の患者に正しい情報提供をするべきである．

ベンゾジアゼピン離脱の注意点

　脳は一度快楽を憶えると忘れられなくなるという．そのため，有名人は名誉を台なしにしてまで麻薬に手を染めることがある．身近では，タバコ，アルコール，さらに近年子どもたちの間で問題になっているゲーム依存もまたそうである．ベンゾジアゼピン製剤はドパミン分泌を誘導するため，麻薬類似薬として扱われるようになった．タバコに例えると，禁煙しようとした日からぱたっとやめられたという声も聞く．一方，何度禁煙しても復煙することもある．つまり，ベンゾジアゼピン離脱は問題なくやめられる患者もいれば，容易ではない場合もある．近年，禁煙外来ができたように，今後さらにベンゾジアゼピン離脱治療が積極的に進められていくと思われる．学会などもそのガイドライン作成などをしており，今後新情報が次々と届くだろう．現在，共通した概念を持った有効な離脱法がない中，ベンゾジアゼピン離脱について，いくつかのプロセスを経て離脱する当施設の一思案を示す．

断薬前の準備(表2)

1. 医療者が薬剤に対する正しい認識を持つ

1)医療者としての反省

　医療者がベンゾジアゼピン製剤に対する認識不足から現在の依存問題などが生じたことは否定できない．これまでこの問題で医療者と討論をする機会が多く，多数の医療者が他人事のように，「どうしようもないじゃないか」，「そんなことをいわれても仕方ないじゃないか」，「薬品会社や国のせいじゃないか」などの声を聞く．さらに「ならば不安を抱えている患者をどうすればいいんだ」と不満を続ける．その際に筆者は必ず聞くことがある．「皆様やご家族もきっと不安を抱くことがある．その際は直ちにベンゾジアゼピンを飲まれたか？」と．すると，空気

表2 ベンゾジアゼピン離脱の一思案

<断薬前の準備>
医療者が薬剤に対して正しい認識をする
患者への教育：押しつけではなく理解を求める
出口を設定する：何のために断薬するのか

<断薬開始>
複数剤の場合，長時間型から減量する
短時間型が残ったら隔日へ
リバウンドしたら一度元に戻す
偽薬や代用薬を使う
離脱症候群や精神状態が悪化したときは，精神科へ誘導

<断薬後>
断薬できたメリットに注目，励ます
不安になったら投薬する前に今一度離脱初期のことを考える

ベンゾジアゼピン製剤投与に規制がかかったからと急激に投与を中止するとベンゾジアゼピン離脱症候群をきたす可能性がある．計画的に断薬する必要がある．

表3 ベンゾジアゼピン製剤の一覧表

作用時間 (半減期)	一般名	商品名	抗不安	鎮静催眠	筋弛緩	抗けいれん	抗うつ	1日用量 (mg)
短時間型 (2〜10時間)	トフィソパム	グランダキシン	+	±	−	−	±	50〜150
	クロチアゼパム	リーゼ	2+	+	+	±	+	5〜30
	エチゾラム	デパス	3+	3+	2+	−	2+	0.5〜3
中間型 (20〜30時間)	ロラゼパム	ワイパックス	3+	2+	+	−	+	1〜3
	ブロマゼパム	レキソタン	3+	2+	3+	2+	+	3〜15
	アルプラゾラム	コンスタン ソラナックス	2+	2+	+	−	2+	0.4〜2.4
長時間型 (40〜120時間)	ロフラゼプ酸エチル	メイラックス	2+	2+	+	−	±	1〜2
	ジアゼパム	セルシン	2+	3+	3+	3+	+	2〜20
	クロナゼパム	リボトリール ランドセン	3+	3+	2+	3+	±	1.5〜6

ベンゾジアゼピン離脱をする際，それぞれの薬剤の特性を知ったうえで長時間型から短時間型へと離脱することを勧める．

が沈黙へと変わる．不安に対しベンゾジアゼピン製剤を投与することは，確かに教科書にも載っている治療法である．しかし，なぜか自分や家族には投与しないことを知っている医療者も少なくない．「不安」に薬剤を用いたら，出口がないことを知っているからかもしれない．

　過去の歴史にも類似した事件が多く存在した．1980年代に薬害エイズ事件があった．加熱処理せずウイルスを不活性化しなかった血液凝固因子製剤を血友病患者などに投与し，多数のHIV感染者を生み出した．確かに国が許可した治療法であったが，血液から多くの感染症を生じる可能性も周知していた時代に，国に一方的に責任をなすりつけ，投与した医療者に一切の責任はないとは言い難い．すべての薬剤に効能効果はあるが，角度を変えればそれらは副作用ともなり得るのである．効能効果しかない薬剤は存在しない，ならばその副作用へ常に目を向け，投与方法を検討することがなされていたら，社会全体を巻き込む薬害問題にまで至らずに最低限の犠牲者数に留めることができたのではないかと愚考する．

表4	エチゾラムの効能効果と副作用

効能・効果
・神経症における不安・緊張・抑うつ・神経衰弱症状・睡眠障害
・うつ病における不安・緊張・睡眠障害
・心身症(高血圧症,胃・十二指腸潰瘍)における身体症候ならびに不安・緊張・抑うつ・睡眠障害
・統合失調症における睡眠障害
・下記疾患における不安・緊張・抑うつおよび筋緊張
　頸椎症,腰痛症,筋収縮性頭痛

副作用
精神神経系:眠気,ふらつき,めまい,歩行失調,頭痛,頭重,言語障害,また,稀に不眠感,興奮,焦燥,振戦,眼症状(霧視,調節障害)など
依存性:薬物依存を生じることがある.離脱症候群:連用中における投与量の急激な減少,中止により,けいれん発作,時にせん妄,振戦,不眠,不安,幻覚,妄想などの禁断症状が現れることがある.

エチゾラムはベンゾジアゼピンの骨格を持たないため,これまで長期投与できたが,その副作用はベンゾジアゼピン製剤に類似し,現在ではベンゾジアゼピン製剤同類の薬剤として投与規制がかかった.

患者にベンゾジアゼピン離脱をさせる前に,なぜ現在このような状態になったのか医療者としての反省を十分に行い,患者と直面して「医療者たちとしても安易に投与したことを反省しなければならない」ということを,筆者は口にするようにしている.これまでほとんどの患者が理解してくれている.反省したら患者が医療者をとがめるのではないかと,先制防御したいのも人間の気持ちであろう.薬剤とは少し異なるが,過去には喫煙が日常であった時代もあった.しかし,今禁煙外来を行っている医師たちに,なぜ過去にタバコの害を唱えなかったのかととがめる患者はいないであろう.過去を反省し,今なら取り返せる前向きな考えを伝えれば,患者とさらなる信頼関係を築けると信じている.患者と医療者の間に信頼関係を築くことが,ベンゾジアゼピン離脱の第一歩だと考える.

2)ベンゾジアゼピン製剤に対する再認識

不安や不眠によりベンゾジアゼピンを乱用した影に,多数あるベンゾジアゼピン製剤を理解せず複数剤を投与してきたという歴史がある.それぞれの薬剤は半減期,抗不安作用,鎮静催眠作用,筋弛緩作用,抗けいれん作用,抗うつ作用などの強さが異なる.今後ベンゾジアゼピン離脱をする際,それぞれの薬剤の特色を理解し,離脱しやすいものか,しにくいものかなどについて把握する必要がある(表3).

例えば,睡眠時無呼吸症候群で中途覚醒を起こしているのに問診を詳細に取らずにベンゾジアゼピン製剤が投与されている症例を見受ける.睡眠時無呼吸症候群患者に筋弛緩作用の強いベンゾジアゼピンを投与している場合,それが睡眠時無呼吸症候群の悪化を招き,心臓に負担をかけ,生命に危険をきたす可能性がある.また,抗不安作用,鎮静催眠作用が強い薬剤は,離脱するとリバウンドをしやすい可能性がある.これらの特色を理解し,患者に説明することによって,離脱する際に起きる症状を受け入れやすくなることがある.表4はエチゾラムの添付文書に示された効能効果と副作用である.例えば,エチゾラムを投与してその後ふらつきやめまいを訴えた患者に対し,さらに抗めまい薬が投与され,その結果めまい症状が悪化して紹介されてきた例を度々経験している.多くのベンゾジアゼピン製剤の副作用にめまい,ふらつ

表5	ベンゾジアゼピン製剤への再認識

1. ベンゾジアゼピン製剤はもはや精神安定剤ではなく,「麻薬・向精神薬」であることを認識する.
2. ベンゾジアゼピン製剤を投与する際には精神治療に対する医学的知識を持ち,精神疾患を治療しているという認識を持つ.
3. すべてのベンゾジアゼピン製剤の力価,効果,副作用などを周知し,投与する際にはそれを患者に説明し,同意を得ること.
4. 長期投与の際に生じる副作用に対処することができる.
5. ベンゾジアゼピン製剤を投与したら,いつやめるかを計画する.

睡眠薬を投与するうえで,今一度ベンゾジアゼピン製剤に対する再認識が必要である.

き,歩行失調と書いてある.ベンゾジアゼピン製剤の副作用を念頭に置いていれば引き起こされない出来事である.

ベンゾジアゼピン製剤は時代とともに認識が変化し,もはや精神安定剤でもなく,起立性低血圧薬でもない.今では医療保険において「麻薬・向精神薬」と分類された.このことは多くの医療者が戸惑っている事実であるが,その理由は次項で述べる.ベンゾジアゼピン製剤に対する再認識なしにして,投与してはならない(表5).

3)なぜ医療訴訟が起きたのかを理解する

古くから医師たちは振戦に対して頻繁に薬剤性パーキンソン症候群という病名をつけてきた.ではどの薬剤でそれを引き起こしたのか,どのように対処するのかなどについては多く語られなかった.前述したようにベンゾジアゼピン製剤は,バルビツール系薬剤の副作用に対して改善された薬剤である.それゆえベンゾジアゼピン製剤の副作用については何気なく黙認されていた可能性がある.

ベンゾジアゼピン製剤の主作用が副作用になり得ることは,逆をいえばそれが医療者にも患者にも気付かれない可能性がある(表4).例えば,抗菌薬を内服し腹部不快感が起きるというような即時性があれば患者は直ちに医療者にその症状を訴えるが,ベンゾジアゼピン製剤はある程度の時期を経てから少しずつ副作用が現れるため気付かれにくい.また,患者はベンゾジアゼピン製剤のドパミン作用で幸福感を持つため,その薬剤に対する信頼性,言葉を換えると依存性を否定したくない気持ちとなるかも知れない.そして,その副作用を消すには逆にベンゾジアゼピン製剤を増量してしまう危険性があり,ある訴訟事件が起きるまでは,この深刻さに医療者も患者も気付かなかったのである.2017年3月18日の中日新聞にこのような記事が掲載された.その全文を以下に記す.

「めまいの症状が出た名古屋市の男性(59)が,この症状の治療法として確立していない抗てんかん剤の投与療法を受け睡眠障害などを負ったとして,国立循環器病研究センター(大阪府吹田市)に約1億6千万円の損害賠償を求めた訴訟で,名古屋地裁は17日,約117万円の支払いを命じた.

朝日貴浩裁判長は,この薬の投与自体は『医師の裁量で行うことが許容される』とする一方,確立した治療法ではない点や精神に及ぼす副作用のリスクなどの説明が十分でなく『説明義務違反があった』と判断した」

折しもこの患者は2001年めまいで名古屋市立大学睡眠医療センターを受診し,初診時のカル

テ記載では，そのめまいは起立性調整障害との診断でグランダキシン®（弱力型のベンゾジアゼピン製剤）を投与したと記載があった．詳細は不明だが3か月間通院した後に中断．後日判明した患者の記録により，その後，他の施設でベンゾジアゼピン製剤が増量された．さらに約3年間複数の施設を変えて受診し，その都度ベンゾジアゼピン製剤が投与され，さらに増量された．2004年，ランドセンを含め，大量の向精神薬が投与されたことによりるい痩が出現し，体重が激減した．この時点で薬物依存が判明され，名古屋市立睡眠医療センターの精神科を受診し薬物離脱治療が開始された．

この患者は一流企業のエリートサラリーマンであったが，このことによりエリートコースから外れた．2017年の訴訟判決により患者は勝訴となったが，失った人生を取り戻せるほどの満足できる結果ではないことは，容易に理解することができる．患者は「全国ベンゾジアゼピン薬害連絡協議会」を立ち上げ，現在でもベンゾジアゼピン製剤を薬害として訴えを続けている．

講演などでベンゾジアゼピン製剤の副作用を訴えると，年長の医療者より「長年投薬しているが，そんなことは絶対ない」と怒りをぶつけられることがある．しかし，副作用が現れていないのではなく，それがベンゾジアゼピン製剤の副作用と気付いていないか，患者は他院に移っている可能性があることを，この訴訟により医療者は気付き，反省するべきである．

2018年春の診療報酬改定（表1）により，医師会勉強会に多数の医療者が殺到している．会場で聞こえる多くの声は，減点されないために受講するとのことであった．「それは違う！」と強く伝えたい．不適切にベンゾジアゼピン複数剤の長期投与を続けるのは，時代にそぐわないことに自覚を持っていただきたい．

2. 患者への教育

1）押しつけではなく理解を求める

ベンゾジアゼピン製剤の有害性や依存性がこれだけの社会問題を引き起こしていることにまだ気付いていない医療者が多い．一方，診療報酬改定がなされてから患者に説明もなく，一方的に処方を中止するという極端な方向転換をする医療施設も見受けられる．患者の理解もなく急にベンゾジアゼピン製剤の処方を中止することは，ベンゾジアゼピン離脱症候群に陥って患者が苦しむ可能性があり，また，患者が他施設に受診して投薬を希望することになるなど，根本的な解決に繋がらない．ベンゾジアゼピン問題をまず医療者が十分に理解し，患者に情報を伝え同意を得て，今後どうするかを考えるという過程を経てから新たなる治療方針を検討するべきである．

2）ベンゾジアゼピン問題を話すきっかけ

喫煙や飲酒もそうであるが，嗜好品を気持ち良さそうに嗜んでいる人に，体に悪いからやめなさいと指摘することは，依存者にとっては逆効果である．すでにベンゾジアゼピン製剤を長年服用し，内服を生活の一部としている患者については，いきなりベンゾジアゼピン問題を持ち出し，同意なしに処方を中止することは好ましいことではない．患者が耳を傾けてくれる様子を伺って話を持ち出し，同意を得たうえで離脱計画を立てることが必要である．

先にも述べたが，ベンゾジアゼピン製剤の副作用は気付かれにくいことがある．例えば，転倒をしたがすぐに整形外科を受診して大事に至らなかった，手が震えるが神経内科で歳のせい

だといわれた，フワフワしためまいがすると耳鼻咽喉科に受診したら平衡神経に異常はないといわれたなどが，筆者が経験した実際のベンゾジアゼピン製剤の副作用と思われる症例である．これらの患者にその薬剤添付文書にある副作用を見せ投薬中止を求めると，症状が改善することがある．医療者がベンゾジアゼピン製剤の副作用を周知し，患者が新たな症状を訴えた際にさらなる投薬をするのではなく，ベンゾジアゼピン製剤の副作用を説明し，薬剤を減らして治療を行う，そのような提案をすることを勧める．

3)「不安」をどう対処するか

多くのベンゾジアゼピン依存患者は初診時に症状を聞くと，「不安」だったから医師が処方してくれたという．そのとき不幸な出来事があったから，職場でストレスがあったから，悩みがあったからなどと述べる患者が多い．それ以来「不安」に襲われないのは薬剤のおかげだと思っている．そう思いながら長年服用し続けている患者が数多くいるが，「不安」がなくなっているなら一度は断薬をしたほうが良いと思う患者は少なく，断薬を促す医療者も多くない．

ベンゾジアゼピン問題を語る前に「不安」をどう解決するか，その解答がなければ話は先に進めない．本書を執筆する際，この部分が最も筆が進まなくなるだろうと予想していた．本書の「1.はじめに」の項で進化論を持ち出したのは，このためである．人類はそもそも動物と違い，なぜ「不安」を抱くようになったのか，「不安」にどう対処したらいいのか，良い解答が出せない．そもそも筆者は日頃，自分が抱える不安を解決できていない．しかし，苦悩する中でも薬剤に頼ろうとは思わない．

17世紀のフランス哲学者，物理学者，数学者，さらにキリスト教神学者であるブレーズ・パスカルは「人間は考える葦である」という名句を残している．この言葉が誕生した背景がある．パスカルは少年の頃から神童といわれたが，病弱身体の苦痛に耐えながら人生を模索し，実験し，研究し，そして晩年は修道院に入り信仰生活を送り，三十代で逝去した．彼がいかに身体的，精神的「不安」と闘い，人生に苦しんでこの名句を残したか，容易に想像ができる．

「人間は考える葦である」の真意は諸説あるが，「葦は弱い」という意見に異論は聞こえない．葦は風が吹けばしなる，雨が降れば萎える弱い植物であり，人間の弱さに例えられている．ところが「人間は考える」，とは何を意味するのだろう．人間が葦であるとするならば，隣に大きく強い木があることを見つけたとき，自分はなんて情けないだろう，風でも雨でもびくともしないあの強い木が羨ましい，同じ植物でもどうしてこんなにも違うのだろう，と自分を卑下するであろう．ところが，もしパスカルがこのような考えを持った人間であるならば，彼はあの短い人生であれだけ歴史的な研究や作品を残せただろうか．「自分は葦である，風にも雨にも負けそうにはなるが，萎えたら萎えたで良いじゃないか．あれだけ強くしなることもない大木が暴風雨のときに根元から折れたじゃないか，地面に叩きつけられた葦だが，翌日晴れたときには元に戻るじゃないか，弱っているときは弱っても良いじゃないか，人生に限りがあるのだから，元気なときにがんばれば良いさ」とでもパスカルは考えたのではないのだろうか．

筆者は医療者であり，哲学者でも宗教家でもない．人類が誕生してから悩まされた「不安」に対して良き回答がないからこそ，パスカルのように科学者の思考を持ちながらも哲学なしでは苦しみを解決できなかったのではなかろうか．人間の「生きる」ことに対する苦しさへの回

答を追い求めた学者は無数にいる．それにも関わらずこの数十年間，一錠の薬剤でその「不安」を解決しようとしてきた．そして，現在はその負債に悩まされている．

　明白に精神状態が不安定な患者の治療を一般医が行うことは危険だと考えて，そのような患者は精神科への誘導を拒まない．しかし，一見精神は安定しているようにみえるが，「不安」に対し薬剤を求める患者が多く受診する．「不安」を訴える患者に対して自殺企図があるかどうか，単刀直入に聞くことがあり，そうだと答える患者に即刻精神科受診を促す．そうではない場合，「不安」は精神症状の1つであり，薬剤で解決しようとするのであれば，その知識に欠ける一般医の筆者から処方するのは適切ではなく，やんわりと精神科医に受診することを示唆する．それでも精神科受診に消極的な患者にはこのように説明する．「不安」を除去する薬剤はなく，「不安」を一時的に止めているだけである，内服を持続することで効果が薄れ依存性によりどんどん量が増える可能性があり，出口がなくなる．精神科専門ではない筆者が最もできることは傾聴することである．悩みがあるなら，聞かせてほしいとお願いをする．

　短い診察時間の中で患者の長い話を聞く余裕がないといわれる医療者は少なくない．それはどの医療者でも抱える悩みである．逆の立場で考えた場合，話を聞いてくれない医師にかかりたくないというのも患者の本音である．傾聴する方法はいくらでもある．筆者は話が絶えない患者には一度話を中断する．話をしたい患者は長い時間でも待ってくれるので，診察が終わる頃まで待たせて，診察後の書類整理や雑務をしながら話を聞くことがある．また，日記やメモを書いてもらうこともある．話を聞くために後日，時間を設定することもある．「不安」に良き解決方法はないが，傾聴するだけでも気持ちが落ち着くと述べる患者が多くいる．悩みを聞いてほしい患者が多数いる場合，ある時間枠を設定し，複数の患者でお互いに会話をさせることもある．以前，慢性めまい患者に対して集団精神療法を行った経験があり，悩みが同じ者同士で話し合うと，お互いのつらさを分かち合うことができ，医療者が聞く以上に理解し合う「支持効果」が現れることがある[4]．

　筆者も苦悩しながら患者の「不安」に対応しているが，少なくとも近年は安易にベンゾジアゼピン製剤を処方することはない．患者の話に傾聴すれば，いつか「不安」は和らぐと考えている．そんなに簡単にベンゾジアゼピン離脱がうまくいくものか，と疑問に思う医療者も多い．ところが，筆者の書いた書物や諸情報からベンゾジアゼピンの問題を知り，ベンゾジアゼピン製剤を止めたいがどうしたら良いかと受診する患者もいる．そのときに「自ら自覚して止めたいという患者は必ず止められる」と必ず説明する．禁煙できた人にどうやって禁煙したかと聞くと，止めようと思った日から問題なく止められたという声を頻繁に聞く．依存物から離脱できるかどうかは，離脱するきっかけと本人の意思が最も重要だと思う．そのため，離脱をする前に患者と話し合い，信頼関係を築くことが大切である．禁煙とベンゾジアゼピン離脱が異なる点は，喫煙するも禁煙するもその人本人の責任であるが，薬剤の場合は医師が最初の1剤を投薬しており，医師の責任は免れない．最初の投与は自分でなくても，医療者全体の責任である自覚を持ち，ベンゾジアゼピンを離脱する際も患者に寄り添い，言葉をかける必要がある．無論全員がうまくいくとは限らない．それでも半数以上は話し合うことで離脱できている経験がある．

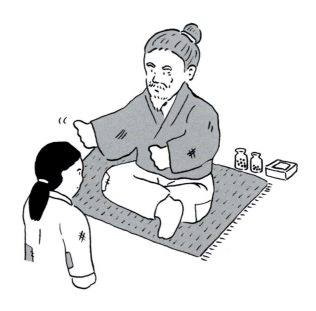

　山本周五郎の「赤ひげ診療譚」は江戸時代に貧しい病む者と懸命に治療する医者たちの姿を描いた小説であり，理想の医者の代名詞としてこの「赤ひげ先生」が使われている．「赤ひげ先生」なら患者の「不安」に対してどうするだろうかと想像すれば，自ずとより理想的な回答が出るような気がする．

3．出口を設定する

　ベンゾジアゼピン製剤に依存した患者には，離脱する出口と次の方向を明確に伝えないといけない．「不安」だから眠れない，眠るためにベンゾジアゼピン製剤を内服する，長期内服すると不眠が逆に悪化する．この悪循環に入っているために，一度ベンゾジアゼピン製剤を整理し，新しい不眠対策法を探る必要がある．まずは離脱への理解と同意を得たうえで，離脱の出口を説明する．そして，次項目で具体的な方法を述べる．

断薬開始（表2）

1．複数剤の場合，長時間型から減薬する

　ベンゾジアゼピン製剤は作用時間で短時間型〜長時間型と分けられている．短時間型は半減期が2時間ほどであるのに対し，長時間型は100時間を超えるものがある．短時間型は即効性がある反面，効果が薄れることを自覚するため，初期の離脱計画としては向かない．長時間型は内服を中止しても，最後の投薬の効果が数日続き，徐々に薬効が低下するため，患者にとっては離脱による自覚症状が少なく断薬しやすい．長時間型をいきなり離脱する自信がない患者には，長時間型を徐々に離脱することを勧める．隔日の投与を1，2週間続けてから，さらに2日隔，3日隔と延ばし，自信を持ったら長時間型，中間型，短時間型の順で離脱する．

2．短時間型が残ったら隔日へ，または代薬

　これまでベンゾジアゼピン製剤を複数内服していた患者はすべての薬剤をなくすことに不安

を覚えることがある．今日ですべて投薬がなくなるという不安を抱くならば，それを1日おいて内服して，自信がついたら2日おきに内服するように指示する．2日おきにできた時点で，短期型は2日目にもう効果が切れていて，実は昨日は薬剤なしでも大丈夫だったことを説明する．それでも難しい場合は，後述する代薬に置き換える（7．睡眠薬の現在～未来：p.75～78）．

3. リバウンドや精神状態が悪化した場合

一度依存した薬物に対して，患者が再び投薬を要求することがある．その際，再度薬物依存のことについて，患者がどう思うかなどを話す．一度断薬できたことを褒め，励まし，再びベンゾジアゼピン製剤に戻らない，または他の依存性が少ない薬に置き換えることに同意していただくことが重要である．頭痛，震え，めまいなどの副作用が強く出た場合，ベンゾジアゼピン製剤の副作用を記載した資料を見せ，離脱して数週間はこの副作用が離脱症候群として出現することがあると説明する．それでもベンゾジアゼピン製剤を強く要求する場合，それは依存症であることを理解してもらい，ベンゾジアゼピン依存症として精神科の治療を促す．

断薬後（表2）

1. 断薬できたメリットに注目，励ます

断薬できた後，月に一度は患者と面会し，少なくとも1年間は経過観察する必要がある．面会する際は毎回必ず断薬できたことを褒める．そして，身の周りのことを聞き，患者に関心を寄せる．そうすることで患者の初期の不安を察知することができ，その不安が増幅しないように話し合うことができる．患者が笑顔で受診した際には，ベンゾジアゼピン製剤を内服していたときにはなかった笑顔だと声をかけ，離脱したメリットを強調する．喫煙，飲酒などにもある傾向だが，いったん離脱したものが，また何かのきっかけで再開することがある．患者がもう二度と薬剤を要求しない自信を持つまで，医療者は寄り添う責任がある．

文 献

1) 伊豫雅臣：ベンゾジアゼピン系薬の臨床薬理．分子精神医学，**4**：182-186，2004．
2) Nutt D, et al：Development of a rational scale to assess the harm of drugs of potential misuse. Lancet, **369**(9566)：1047-1053, 2007.
3) United Nations：International Narcotics Control Board 2010. Report.(https://www.incb.org/documents/Publications/AnnualReports/AR2010/AR_2010_English.pdf#search='international+narcotics+control+board+2010')
4) 中山明峰：めまい患者に対する集団精神療法．Equilibrium Res，**57**：588-595，1998．

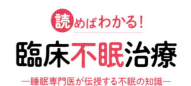

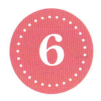

ガイドラインが
意図するところ

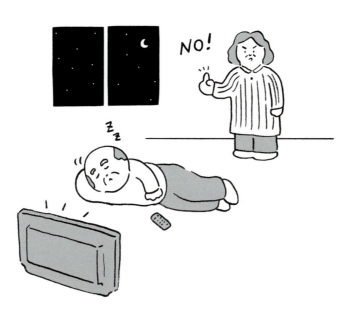

ガイドラインが意図するところ

POINT

- ガイドラインが意図するポイントの第一歩は，ただちに投薬するのではなく不眠を診断することである．
- 不眠を診断した場合，投薬する前に睡眠衛生指導をし，改善するかどうかを観察する．
- 睡眠衛生指導の指針は厚生労働省健康局と日本睡眠学会から出されている．
- 睡眠衛生指導をする際，若年層，中高年層，高齢層の3つの年齢層に分けて，それぞれの生活を聴取したうえで適した指導をする．
- 若年層は生活の乱れから不眠が生じることが多い．特に入床時に電子機器類を持ち込まないことが重要である．
- 中高年層はストレスによる不眠が多く，飲酒をする習慣がある場合，それを避けるように指導する．さらに適度な運動を勧める．
- 高齢層は夜のイベントが少ないため，早すぎる入床が不眠を引き起こすことがある．夕食後の散歩など，入床時間を遅らせること，眠気がない限り入床しないこと，眠気を感じたらただちに眠ること，一度に長く眠ることができない場合，翌日昼寝を取り入れることを勧める．
- 不眠はただちに投薬しない．投薬しないようにするには医療者自身が睡眠衛生を守り，患者に指導することを徹してほしい．

不眠治療の第一歩は投薬ではない（図1）

　一般診療所で患者から「眠れない」といわれると，これまでは安易に睡眠関連薬を投与してきた．なぜ患者は眠れないのか，という不眠についての診断をせずに投薬することは適切ではない．日本睡眠学会が発表した睡眠薬の適正な使用と休薬のための診療ガイドライン[1]の意図することを筆者なりに要約する．

＜キーポイント＞（図2）
(1) 診療の第一歩は診断であり，治療が必要かどうかを判断する．
(2) 治療の第一歩は睡眠衛生指導である．それのみでは効果がない場合に初めて投薬する．
(3) 薬剤投与のポイントとしては薬剤選択を慎重に行う．まずは非ベンゾジアゼピン製剤から開始する．
(4) 投薬例は症状の改善がみられた場合には休薬する計画を立てる．効果が無効な場合や薬剤

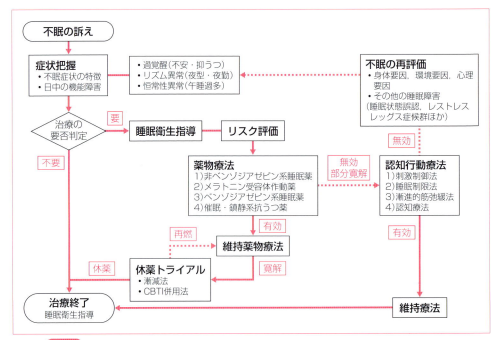

図1 日本睡眠学会による睡眠薬の適正な使用と休薬のための診療ガイドライン
不眠治療の第一歩は投薬ではない．まずは診断を行い，計画的に投薬する必要がある．
（日本睡眠学会より）

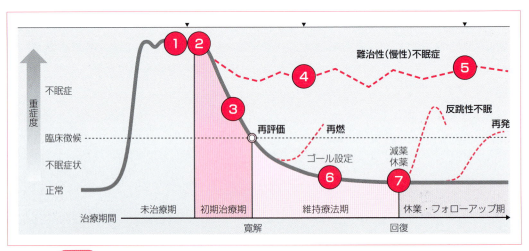

図2 日本睡眠学会による睡眠薬の適正な使用と休薬のための診療ガイドライン
不眠治療をする際，未治療期間を置き，治療期を経て，休薬をする計画をしたうえで投薬する必要がある． （日本睡眠学会より）
①睡眠薬の特徴を把握する． ②睡眠薬の服用法を把握する．
③二次性不眠症の治療 ④難治性（慢性）不眠症への対応
⑤睡眠薬の副作用とその対処 ⑥不眠治療のゴール設定
⑦睡眠薬の減薬・中止

離脱が困難な場合には，認知行動療法を導入する．

キーポイント(1)の「診療の第一歩は診断」ということは，医学的概念としては当然なことだが，不眠については診断をせずに安易に投薬を開始したことが，ベンゾジアゼピン製剤の問題（後述する）を引き起こす一因となっている．睡眠障害の ICSD-3 診断基準にもあるように，不眠の頻度と持続期間で診断が異なるうえ，その後の治療方針が異なることもある．外来初診時の問診とともに，睡眠日誌(3. 不眠症(不眠障害)とは 図1：p. 28, **巻末付録①**)や睡眠アンケートを用いると，次の診察時の治療方針決定に役立つ．

キーポイント(2)と(3)については次項で詳しく説明する．

キーポイント(4)は一度投薬して改善傾向がみられたら，次に断薬に向けての計画を立て，非薬剤療法を検討する．しかし，このような考え方はこれまでの医療に根付いていない可能性がある．現状の治療法は対症療法であるという認識を持たないといけない．例えば高血圧に対する高圧薬は血圧を下げる対症療法であり，高血圧に対する根治療法ではない．対症療法であれば薬剤には耐性が発生する可能性があり，長期投与によりその副作用に苦しむ可能性があることを念頭に置く必要がある．対症療法であればすべての薬剤について，ある時期にその投与が適切であるかどうかを検討するべきである．

不眠がいったん改善したら，薬を続けていればこのまま不眠が改善するというわけではないことを説明する必要がある．ガイドラインに沿って投薬が続いている場合，同時に睡眠衛生指導を行い，患者にも実行してもらっている．投薬は睡眠衛生を改善する大きな因子であり，改善した際には投薬がもう必要なくなっている可能性があるという説明をする．最大の問題は薬剤的依存とは別に，薬剤に対する心理的依存はなかなか取り除くことが難しい点である．その際には他の代表薬としてプラセボ効果を利用してビタミン剤などを使うと有効なことがある．

薬剤の離脱が困難な場合，認知行動療法という非薬剤療法がある．認知行動療法は聞き慣れない医療者も多いであろう．近年，最も科学的根拠がある精神療法といわれている治療法である．日本睡眠学会ではその一方法を学ぶ研修会を毎年開催しており，書籍も発売されているので，詳細は他誌に委ねる．

睡眠衛生指導とは(表1，2，巻末付録②，③)

ベンゾジアゼピン製剤の問題が広がった背景には，患者の睡眠行動を診ずに，薬剤投与のみを行ってきたということがある．しかし，それでは根本的に睡眠を改善することは困難である．

表1に示すものは2014年厚生労働省健康局が発表した「健康づくりのための睡眠指針2014〜睡眠12箇条〜」だが，国民全体に向けたメッセージであるため具体的な表現を避けており，まずは睡眠について興味を持たせるような，理解しやすい指針である印象を持つ．現在発生している社会問題を反映し，それぞれの年齢層に適した声かけをしている[2]．

表2は日本睡眠学会・睡眠薬の適正な使用と休薬のための診療ガイドラインから抜粋した睡眠衛生指導である[1]．病院に受診する患者の割合はどうしても中高年が多数となる．例えば，飲料についても具体的に示しており，日本茶などにカフェインが入っていることに注意を促し

| 表1 | 健康づくりのための睡眠指針 2014〜睡眠 12 箇条〜 |

1．良い睡眠で，からだもこころも健康に．
2．適度な運動，しっかり朝食，ねむりとめざめのメリハリを．
3．良い睡眠は，生活習慣病予防につながります．
4．睡眠による休養感は，こころの健康に重要です．
5．年齢や季節に応じて，ひるまの眠気で困らない程度の睡眠を．
6．良い睡眠のためには，環境づくりも重要です．
7．若年世代は夜更かし避けて，体内時計のリズムを保つ．
8．勤労世代の疲労回復・能率アップに，毎日十分な睡眠を．
9．熟年世代は朝晩メリハリ，ひるまに適度な運動で良い睡眠．
10．眠くなってから寝床に入り，起きる時刻は遅らせない．
11．いつもと違う睡眠には，要注意．
12．眠れない，その苦しみをかかえずに，専門家に相談を．

睡眠衛生指導を行ったうえでの睡眠治療が重要視されている．この指針は不眠にならないための予防として，年代別に分けた指針を示しているのが特徴である．

（厚生労働省より）

| 表2 | 睡眠衛生のための指導内容 |

指導項目	指導内容
定期的な運動	なるべく定期的に運動しましょう．適度な有酸素運動をすれば寝つきやすくなり，睡眠が深くなるでしょう．
寝室環境	快適な就床環境のもとでは，夜中の目が覚めは減るでしょう．音対策のためにじゅうたんを敷く，ドアをきっちり閉める，遮光カーテンを用いるなどの対策も手助けとなります．寝室を快適な温度に保ちましょう．暑すぎたり寒すぎたりすれば，睡眠の妨げとなります．
規則正しい食生活	規則正しい食生活をして，空腹のまま寝ないようにしましょう．空腹で寝ると睡眠は妨げられます．眠前に軽食（特に炭水化物）をとると睡眠の助けになることがあります．脂っこいものや胃もたれする食べ物を就寝前に摂るのは避けましょう．
就寝前の水分	就寝前に水分を取りすぎないようにしましょう．夜中のトイレ回数が減ります．脳梗塞や狭心症など血液循環に問題のある方は主治医の指示に従ってください．
就寝前のカフェイン	就寝の 4 時間前からはカフェインの入ったものは摂らないようにしましょう．カフェインの入った飲料や食べ物（例：日本茶，コーヒー，紅茶，コーラ，チョコレートなど）をとると，寝つきにくくなったり，夜中に目が覚めやすくなったり，睡眠が浅くなったりします．
就寝前のお酒	眠るための飲酒は逆効果です．アルコールを飲むと一時的に寝つきが良くなりますが，徐々に効果は弱まり，夜中に目が覚めやすくなります．深い眠りも減ってしまいます．
就寝前の喫煙	夜は喫煙を避けましょう．ニコチンには精神刺激作用があります．
寝床での考え事	昼間の悩みを寝床に持っていかないようにしましょう．自分の問題に取り組んだり，翌日の行動について計画したりするのは，翌日にしましょう．心配した状態では，寝つくのが難しくなるし，寝ても浅い眠りになってしまいます．

不眠に罹患した患者に対してより具体的な睡眠衛生指導を行っているのが特徴である．

（日本睡眠学会：睡眠薬の適正な使用と休薬のための診療ガイドライン．2013．より抜粋）

ている．喫煙や飲酒について触れていることからもこの指針は成人向けであることがわかる．もっともこの指導はガイドラインから抜粋したものであり，睡眠治療が必要と考えられる患者を対象にしたものであるため，厚生労働省健康局の指針と少し使い分けると良い．

近年，睡眠衛生指導は薬剤以上に効果を示すという報告を見受ける．また，後に述べる未来にかけて「真の睡眠薬」と呼ばれる薬剤を用いる治療法には，睡眠衛生を併用するのがポイントとなる．これからの時代は睡眠衛生指導なしで不眠治療をすることは避けられるようになるであろう．

睡眠衛生指導の重要点

　睡眠衛生指導の指針として厚生労働省と日本睡眠学会のものがあるが，前述したようにそれぞれに違いがあるため，双方を参照し，患者の病態に応じた指導をすると良い．しかし，あまりにも当然なことであるがゆえ，その重要性が理解されない可能性がある．また，項目数も多いため，どの項目に注意するべきか気付かれずに作成者の意図することが伝わらない可能性もある．さらにどうしても守れない項目もある．例えば退社時間が不規則で夜遅く，夕食がどうしても深夜になる患者は，まず食事を定刻にとることができない．そこからして，睡眠衛生改善を諦めてしまう人も多い．そのような例もあるため，ここからは筆者の一意見を述べる．

　厚生労働省の指針で若年世代に呼びかけているのは，近年増加している概日リズム睡眠・覚醒障害，いわゆる「引きこもり」とも関連する．このことは医療以外にも深い問題が関わるため，睡眠を専門としない一般医療者を対象とした本書では，詳細に触れることは避けたい．

　さて，患者に睡眠衛生指導をする前に，筆者がこれまで具体的に行ったことは，まず自分自身がこれらの項目を守ることから開始した．医療者自身ができないことを患者に説いても説得力に欠ける．また，自分で体験してみると，睡眠衛生を守ることがいかに容易ではないかがわかる[3]．

　社会人に睡眠衛生指導をする場合，若年層，中高年層，高齢層の3つの年齢層に分けて，それぞれの生活を聴取したうえで行う．

　若年層の多く，特に社会に出たばかりの若者は，それまで自由に睡眠時間が取れた学生時代と異なり，食生活が乱れたり，睡眠時間が十分に取れなくなったりする．加えて電子機器やスマートフォンを寝床に持ち込む場合も多い．これらの特徴的項目をチェックして指導する．反面，青壮年には深刻な入眠障害がみられることは少なく，眠前間際までの電子機器類の使用を避けるように指導すれば，改善する場合が多い．睡眠不足が頻繁にみられる年齢層ではあるが，大概入眠時刻が遅いことが多い．起床時間を遅くすることは難しいであろうから，入眠時刻を早くすることを促す．

　中高年層については，年齢的に睡眠リズムが悪化しやすくなるうえ，社会的責任が重い立場にいることが多く，ストレスを強く抱えている場合がある．うつ病が多発する年齢層でもあるため，精神障害に注意するべきである．寝酒の習慣を持つ患者が増える年齢層でもあり，その場合は飲酒が睡眠の質を低下させる(中途覚醒を引き起こし，熟眠感の低下につながる)ことを説明する．飲酒するなら就床する3時間前までに留めるように指導する．入眠目的のために飲酒しているようであれば，睡眠の質を低下させることに加え，アルコール依存症などの問題を説明し，それをやめたうえで睡眠関連薬服用を促す．

　中高年を指導する際に必ずといってよいほど患者が訴えるのは，時間的にゆとりがないため運動もできなければ睡眠時間も取れないということである．そのようなときに筆者は自己体験を語る．医師である自分も時間的ゆとりがあるわけではない．睡眠時間を削ることは健康を削ることと同じ．多少睡眠時間を削っても問題なければ良いが，健康を害して受診しなければならないほどであれば，睡眠時間から削るのではなく，仕事，交友，趣味などの時間から削るべ

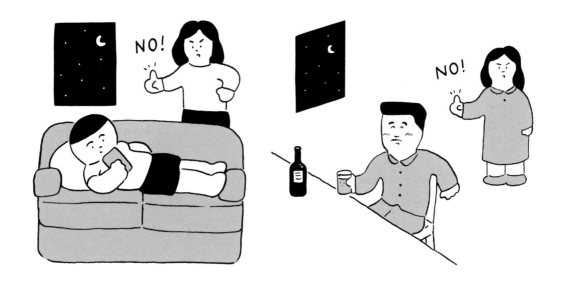

きである．睡眠時間を増やし，通勤時はなるべく車を使わずに公共機関を使う．公共機関を使っている人は目的地より1つ前の駅で降りて歩くことなどで運動量を増やす．運動量の増加は睡眠の質を改善するために必要だと説明する．どうしても睡眠時間が延ばせない患者には，昼寝を促す．食事にあてる昼休み時間を短くし，15分でも良いので，それを昼寝にあてる．昼寝は横になる必要はなく，場所がなければ自分のデスクでうつぶせ寝すれば良いと話す．

　最後に高齢層である．睡眠衛生指導が容易ではない年齢層であるということに加え，思い込んだことを変えることが困難な年齢層でもある．睡眠時間は人それぞれであり，昼間の行動に問題がなければそれほど不眠を恐れることはないことをまず説明する．次に，実際眠っているのに寝ていないと誤認する患者も多い．本人からの話のみではなく，家族からの症状聴取も重要である．

　現在核家族が増加し，孫や友人が家に遊びに来ることもなく，高齢者は孤立している傾向にある．夕食後のテレビは若者に対象を合わせた番組が多く，高齢者が視聴しても理解ができない，楽しめないという声を聞く．デイケアサービスという社会福祉はあるものの，ナイトケアサービスはない．高齢者にとって日が暮れた後の時間は長く感じる．夜7時までに夕食やお風呂を済ませていることも多く，やることがないから夜8時に寝て深夜0時に目が覚め，それから夜明けまで眠れないという状態を不眠と訴えて病院に来ることをよく経験する．

　高齢層が最も訴える症状は入眠障害や中途覚醒である．逆に睡眠障害になりやすい行動をしてしまっている場合も少なくない．それは，自分の睡眠が悪いから早く寝ないといけないと思い込み，夜早い時間から床に入って眠ってしまうことである．例えば，夜8時に就寝し，深夜1時に起きて睡眠障害と訴える患者がいる．高齢者にとって5時間睡眠で足りることもあり，深夜に起きたからといって必ずしもそれが睡眠障害ではないことを説明し，不足の睡眠分を昼寝で加えることを勧める．また，早すぎる就寝が逆に睡眠の質を悪くすることを説明し，夕食

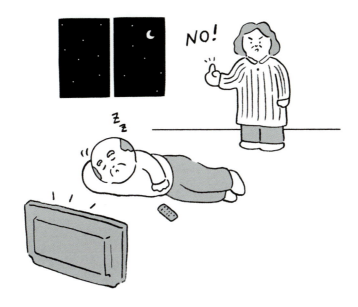

　後のイベントを計画することを勧める．特に夕食後に軽く体を動かす散歩などをルーティーン化してもらうと良い．

　入眠障害を訴える患者の多くは，眠気もないのに入床している傾向がある．眠気がこないのに入床することが不眠を作ることとなり，眠気がこなければ入床しないことを強調する．入床してから目が覚めたらいったん離床し，再び眠気がくることを待つ．この練習を繰り返すと，眠気がきてから入床すれば眠れるようになり，入眠障害がなくなることを説明する．

　徹底した睡眠衛生指導は睡眠関連薬と同様の効果がある．不眠治療の第一選択は投薬ではない．医療者自身が睡眠衛生を守り，患者に指導することに徹してほしい．

文　献

1) 日本睡眠学会：睡眠薬の適正な使用と休薬のための診療ガイドライン—出口を見据えた不眠医療マニュアル—．（https://www.ncnp.go.jp/pdf/press_130611_2.pdf）
2) 厚生労働省健康局：健康づくりのための睡眠指針2014．（https://www.mhlw.go.jp/file/06-Seisakujouhou-10900000-Kenkoukyoku/0000047221.pdf#search=%27）
3) 安東カヨコバールドワジほか：外来で始める睡眠医療　第5回―睡眠を改善するための生活指導―．JIM，**23**：424-429，2013．

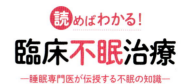

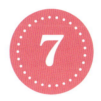

睡眠薬の現在〜未来

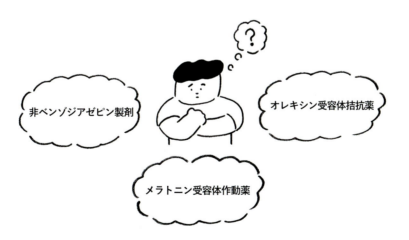

7 睡眠薬の現在〜未来

POINT

- 現時点で睡眠薬の適正な使用と休薬のための診療ガイドラインにおいて勧められている投薬は4つ（非ベンゾジアゼピン系睡眠薬，メラトニン受容体作動薬，ベンゾジアゼピン系睡眠薬，催眠・鎮静系抗うつ薬）である．
- 2018年から診療報酬改定により，一般医の麻薬・向精神薬投与に対する規制がかかった．
- 今後，ガイドラインにオレキシン受容体拮抗薬が追加される可能性がある．
- 一般医に勧められる睡眠薬は非ベンゾジアゼピン系睡眠薬，メラトニン受容体作動薬，オレキシン受容体拮抗薬の3剤となるであろう．
- 非ベンゾジアゼピン製剤は入眠効果に優れ，メラトニン受容体作動薬とオレキシン受容体拮抗薬は安全性と自然の睡眠に導くことに優れている．
- メラトニン受容体作動薬とオレキシン受容体拮抗薬は深夜0時以降に内服すると翌日午前中に効果が持ち越される可能性がある．両薬とも計画的な投与が必要である．
- メラトニン受容体作動薬とオレキシン受容体拮抗薬の開発は，ともに日本でなされ，この新たな薬剤領域は日本が世界をリードしている．

　さて，ここからは現在から未来に向けて使われると思われる薬剤について述べる．「未来に」とは，大風呂敷を広げるような話だが，今後必要とされると思われる薬剤について，筆者の私見として述べさせていただく．睡眠薬に関する情報は刻々と変化しているが，少なくとも我々は過去の過ちを繰り返さないために，未来への治療計画を考えるべきである．

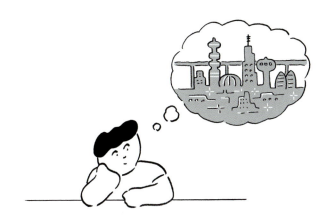

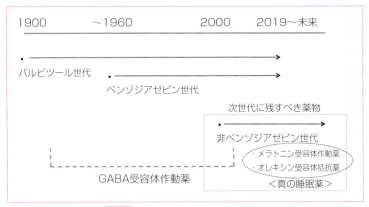

図1 睡眠関連薬の時代的移行

現在から未来に向けて残る薬剤は非ベンゾジアゼピン製剤，メラトニン受容体作動薬とオレキシン受容体拮抗薬となるであろう．

現在から未来への睡眠薬

　前述の睡眠薬の適正な使用と休薬のための診療ガイドラインにおいて，不眠治療の第一選択は「不眠を診断し，睡眠衛生を行う」ことである．それでも効果が低い際に睡眠衛生と合わせて投薬を行い，そして投薬する場合でも減薬から投薬中止への計画をするというのが主旨である．

　さて，現時点でガイドラインにおいて勧めている薬剤は4つ（非ベンゾジアゼピン系睡眠薬，メラトニン受容体作動薬，ベンゾジアゼピン系睡眠薬，催眠・鎮静系抗うつ薬）である．2018年から始まった診療報酬改定による麻薬・向精神薬投与に対する規制を考えると，今後一般医の診療においてはまず前者の2剤を考慮し，後者の2剤について今後は精神科医，もしくは精神治療資格を持った医師が投与する薬剤となる．また，2018年までのガイドラインでは明記されていないが，今後オレキシン受容体拮抗薬が，一般医が投与できる薬剤として登場すると思われる．

　つまり，これからの一般診療における不眠を訴える新患については，睡眠診断，衛生指導を経て，薬剤投与として3剤，非ベンゾジアゼピン製剤，メラトニン受容体作動薬，オレキシン受容体拮抗薬のどれかを選ぶこととなる（図1）．

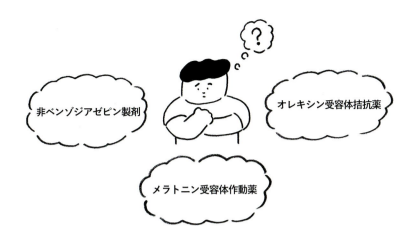

非ベンゾジアゼピン製剤のなぞ

　そもそも非ベンゾジアゼピン製剤とは何か．これまで精神安定剤と呼ばれ，当然のようにベンゾジアゼピン製剤が投与されていた20世紀の終わり頃，非ベンゾジアゼピンという名称が誕生した．当時から少しずつベンゾジアゼピン製剤の問題点が注目されるようになり，GABA受容体作動薬ではあるが，ベンゾジアゼピン骨格（図2）を持たないものを非ベンゾジアゼピン製剤と呼び，ベンゾジアゼピン製剤と一線を引いた．当初，ゾピクロン（アモバン®）（図3）とゾルピデム（マイスリー®）（図4）の2剤が登場し，両剤とも頭文字にZがつくため，海外ではZドラッグと呼ばれた．

　ベンゾジアゼピンとは一線を引いているのならば，なぜ別の呼び名にせずにあえて「非」ベンゾジアゼピンと呼んだのか不思議であった．非ベンゾジアゼピン製剤が誕生した頃から，ベンゾジアゼピン製剤について長期や複数剤投与に少しずつ制限がかかり始めたが，それに対して「非」ベンゾジアゼピン製剤にはその制限がなく，ゾルピデム（マイスリー®）が長期投与できると一躍有名な薬剤になった．Zドラッグではないが，類似した原理でベンゾジアゼピン製剤の規制から外れていた薬剤にエチゾラム（デパス®）（図5）がある．国際条約ではすでにベンゾジアゼピン製剤を麻薬類似薬として扱い出した時期に，知らずにそれを海外に持ち出し，税関で面倒なことになることが発生した．エチゾラム（デパス®）については極めてグレーな向精神薬と考えられていたが，使用している国が少ないため海外ではその存在を知られることは稀であった．一方，日本ではエチゾラム（デパス®）は医療者や患者に最も知られた薬剤となり，その向精神薬としての取り扱いが曖昧であったため，長期投与にも制限がかからず，国内医薬品売上高の睡眠薬ランキングの上位に度々登場した．

　ところが2016年10月14日，エチゾラム（デパス®）とゾピクロン（アモバン®）は診療報酬上，向精神薬の取り扱いとなり，長期投与が禁じられた．つまり，現在日本における非ベンゾジアゼピン製剤はゾルピデム（マイスリー®）とエスゾピクロン（ルネスタ®）の2剤のみである．

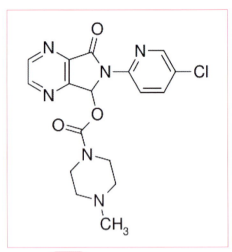

図2	ベンゾジアゼピン系の核となる骨格
図3	ゾピクロンの骨格（シクロピロロン系睡眠薬）
図4	ゾルピデムの骨格（イミダゾピリジン系睡眠薬）
図5	エチゾラムの骨格（チエノトリアゾロジアゼピン系抗不安薬）

非ベンゾジアゼピン製剤とどう付き合うか

　非ベンゾジアゼピン製剤はベンゾジアゼピン製剤の骨格を持たないがGABA受容体作動薬であり，副作用もベンゾジアゼピン製剤に類似した部分がある．そのため，非ベンゾジアゼピン製剤もベンゾジアゼピン製剤とともに院内では使用しないと一掃した施設もあるが，それは医療者と患者にとって得策ではない．

　現在はベンゾジアゼピン製剤を避け，次世代の睡眠薬に移行する時期である．しかし，後述する次世代の睡眠薬は安全性を第一に考えており入眠効果がベンゾジアゼピン製剤や非ベンゾジアゼピン製剤ほど良好ではない．また，次世代の睡眠薬は，持続時間が長いため0時を過ぎた深夜に服用すると翌日に傾眠やめまいなどの副作用が出現する可能性がある．ベンゾジアゼ

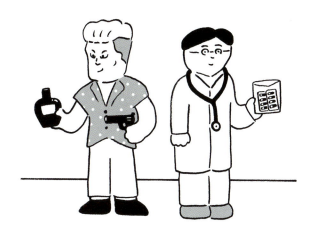

ピン製剤が頻繁に使用された背景にはすぐに寝たいという患者の「わがまま」がある．例えば，入院中深夜に不眠を訴えるとか，翌日の起床のためどうしても早く入眠しないといけないといった場合，入眠に即効性があり，作用時間が短い薬剤を選択することとなり，現状では非ベンゾジアゼピン製剤を選ばざるを得ない．

近年，禁煙が進み，受動喫煙のリスクは減ってきた．しかしその一方，コンビニのレジの奥にあるタバコの種類は年々増えている．1920年代，アメリカでアルコールの害を重視し禁酒法を施行したところ，マフィアであるアル・カポネが暗躍しアルコールは密売され，結局禁酒法は1933年に中止された．マリファナも密売により犯罪が増加したため，2018年10月，カナダは大麻を合法化した．

繊細な話題であり賛否両論あると思われるが，同様に考えてみると，未だベンゾジアゼピン製剤が蔓延と使われている現在，その使用を厳しく規制することにより，今後しばらく社会的混乱が起きるのではないかと危惧している．非ベンゾジアゼピン製剤の使用については，次世代の睡眠薬へと完全に移行するまではある程度必要な薬剤だと考えており，今後も厳しく吟味しながら，ガイドラインにあるように断薬を必ず計画しながら使用していくのが良策ではないかと考えている．

非ベンゾジアゼピン製剤2剤の違い（表1，2）

近年，GABAのサブユニットといわれたω受容体（$\omega 1$，$\omega 2$）は，a受容体（$a1$，$a2$，$a3$，$a5$）という新たなる概念に変わってきた．a受容体のサブユニットにはそれぞれの特性があり，ベンゾジアゼピン製剤で問題視されている鎮静作用，抗けいれん作用，健忘や依存性は$a1$に関与し，耐性形成は$a5$が関わるといわれている．睡眠関連薬として使用するならば，$a1$や$a5$への作用が少なく，睡眠に効果がある$a2$や$a3$へ選択的に働く薬剤が理想だとされる（表1）[1)2)]．

a受容体のみに注目すると，初期に出たゾピクロン（アモバン®）やゾルピデム（マイスリー®）は$a1$や$a5$をより優位に刺激し，エスゾピクロン（ルネスタ®）は$a2$や$a3$をより選択的に刺激する（表2）[3)]．そのため，ゾピクロン（アモバン®）の作用は限りなくベンゾジアゼピン製剤に類似

表1 GABA受容体サブユニットの薬理学的作用

GABA受容体サブユニット	薬理作用									
	鎮静	睡眠	抗不安	抗うつ	筋弛緩	抗けいれん	学習・記憶	前向性健忘	依存	耐性
α1	○	△						○	○	
α2		○	○		○					
α3		○	○	○	○					
α5					○		○			○

各サブユニットが作用を有するものを○で示す.
α4, α6はベンゾジアゼピン系睡眠薬, Z-ドラッグに対する感受性なし.

鎮静作用, 抗けいれん作用, 健忘や依存性は α1 に関与し, 耐性形成は α5 が関わるといわれている. 睡眠関連薬として使用するならば, α1 や α5 への作用が少なく, 睡眠に効果がある α2 や α3 を選択的に働く薬剤が理想だとされる.

（文献 1, 2 より）

表2 非ベンゾジアゼピン製剤の薬理学的作用

ゾルピデム	α1≫α2, α3, α5（-）
ゾピクロン	α1, α5>α2, α3
エスゾピクロン	α2, α3>α1

ゾピクロン（アモバン®）やゾルピデム（マイスリー®）は α1 や α5 をより優位に刺激し, エスゾピクロン（ルネスタ®）は α2 や α3 をより選択的に刺激する.

（文献 3 より）

すると考えられ, それまで向精神薬指定から外れていたエチゾラム（デパス®）とともに, 向精神薬に指定され, それに従い日本の保険医療において長期投与が禁止された. より安心して投与できる「非」ベンゾジアゼピン製剤は, ゾルピデム（マイスリー®）かエスゾピクロン（ルネスタ®）となったのである.

ところが近年, ゾルピデム（マイスリー®）の副作用として, せん妄や転倒事象が国際的に問題視されている. 2007 年から 2 年間に行われた大規模データベース研究で, 大腿骨骨折や頭部骨折を起こした 65 歳以上の患者において, ゾルピデム（マイスリー®）使用例が有意差を持ってエスゾピクロン（ルネスタ®）より高かったことがわかった[4]. 日本でもこのことを重視し, 日本転倒予防学会が転倒予防白書2016の新書[5]を出版し, 啓発している. ゾルピデム（マイスリー®）は現在ジェネリック医薬品として販売されているため, 患者にとって経済的な負担が軽いという利点がある. だが, せん妄や転倒の既往歴がある患者への投与は避けていただきたい.

エスゾピクロン（ルネスタ®）については, 味覚異常（苦み）を訴える場合がある. このことが服用の妨げにならなければ, 現時点において「非」ベンゾジアゼピン製剤の中では他剤と比較して副作用報告が少なく, 初回投与に適した薬剤といえる. ただし, 非ベンゾジアゼピン製剤も基本的には GABA 受容体に作用するベンゾジアゼピン類似薬であるという議論が残っている. 今後も見守るべき課題である.

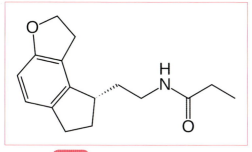

図6 ラメルテオンの骨格
（メラトニン受容体作動薬（アゴニスト））

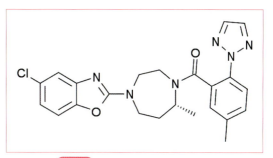

図7 スボレキサントの骨格
（オレキシン受容体拮抗薬）

次世代への睡眠薬

1. ラメルテオン

　メラトニンホルモンの発見から約半世紀，2010年にメラトニン受容体に作用するアゴニストであるラメルテオン（ロゼレム®）[6]が開発された（図6）．この年から，自然睡眠に寄り添った睡眠関連薬新世代が始まった．

　メラトニンの重要な役割は睡眠の維持，リズムの調整といわれている．そのため，即効性がないという理由で，ラメルテオンの服用を諦めて以前のベンゾジアゼピン製剤に戻りたがる患者もいる．投与する前に，即効性の強い薬剤には頼らないと患者に説明することが重要である．つまり，即効性のある薬剤は副作用も伴いやすく，ラメルテオンは自然睡眠に近い状態を作るため，緩やかに薬効が発現する．また，作用時間が長いため，深夜過ぎてからの内服は翌日まで効果が繰り越され，午前中は眠気が残る可能性がある．そのため，計画的に内服する必要性があることを必ず説明する必要がある．

2. スボレキサント

　長年，睡眠を司るのは夜のホルモン・メラトニンと認識されたが，メラトニンの分泌時間とちょうど逆の位相を持ち，覚醒を司る昼間のホルモン・オレキシンが発見された．睡眠はメラトニンとオレキシンがバランス良く分泌されることで良質な睡眠が保たれることがわかった．オレキシンは櫻井　武・柳沢正史グループによって1998年に発見，報告された[7]．オレキシン産生ニューロンの変性・脱落がナルコレプシーの原因であることが明らかになり，このホルモンが覚醒の維持にも重要な役割を担っていることが明らかになった．オレキシンの研究は現在世界的に注目され，今後も解明が期待される．

　日本と米国が2014年の同時期に，選択的デュアルオレキシン受容体拮抗薬であるスボレキサント（ベルソムラ®）[8]を発売した（図7）．これまで不眠とは，メラトニンが不足しているためと考えられてきたが，オレキシンの発見により，不眠は覚醒作用を持つオレキシンが睡眠中に過度に分泌されているための症状だと考えられるようになった．その考えから，不眠治療としてスボレキサントが睡眠関連薬として開発され，現在では過去に全くなかった薬理作用を持つ薬剤として参入してきた．発売されて間もないため，まだガイドラインに記載されていないが，

今後有用となる薬剤であることは間違いない.

　オレキシン受容体拮抗薬は新たな作用機序の睡眠薬として登場し，安全性を重視した睡眠薬として期待されている．この睡眠薬は現在複数の製薬会社が開発しており，次に承認見込みの薬剤（レンボレキサント）は日本のメーカーが開発に携わっている薬剤である．最初に発売されたスボレキサントは画期的な薬剤であるが，非ベンゾジアゼピン製剤に比べ即効性がやや劣る点や起床時に薬効が少し残る点が指摘されている．レンボレキサントは開発段階のデータからは，この点が改善されている可能性がある．今後，不眠治療薬で最も期待されるオレキシン受容体拮抗薬が数多く発売されることは，不眠治療に大きく貢献するであろうと思われる.

次世代の睡眠薬は日本が鍵を握る

　ベンゾジアゼピン世代の時代は終わり，非ベンゾジアゼピン世代を経て，2010年から新しい薬理作用を持つ2種類の睡眠薬が出現した．最後に，この2種類の新薬は双方が日本で開発されたもので，日本が世界をリードしているということを記して，本章を閉じたい.

文　献

1) Rudolph U, et al：Beyond classical benzodiazepines：novel therapeutic potential of GABA$_A$ receptor subtypes. Nat Rev Drug Discov, **10**(9)：685-697, 2011.
2) Tan KR, et al：Hooked on benzodiazepines：GABA$_A$ receptor subtypes and addiction. Trends Neurosci, **34**(4)：188-197, 2011.
3) Nutt DJ, et al：Searching for perfect sleep：the continuing evolution of GABA$_A$ receptor modulators as hypnotic. J Psychophamacol, **24**(11)：1601-1612, 2010.
4) Tom SE, et al：Nonbenzodiazepine Sedative Hypnotics and Risk of Fall-Related Injury. Sleep, **39**(5)：1009-1014, 2016.
5) 日本転倒予防学会(監)，武藤芳照ほか(編)：転倒予防白書2016．日本医事新報社．東京．2016.
6) ロゼレム添付文書：(https://www.takedamed.com/mcm/medicine/download.jsp?id＝144&type＝ATTACHMENT_DOCUMENT)
7) Sakurai T, et al：Orexins and orexin receptors：a family of hypothalamic neuropeptides and G protein-coupled receptors that regulate feeding behavior. Cell, **92**(4)：573-585, 1998.
8) ベルソムラ添付文書：(https://database.japic.or.jp/pdf/newPINS/00066563.pdf)

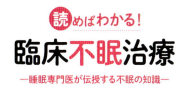

8

症例提示

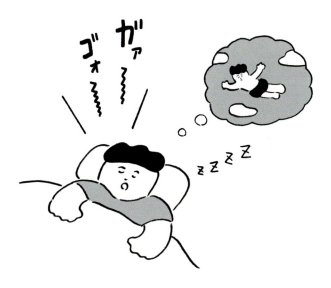

8 症例提示

症例1：52歳, 男性. BMI：30　訴え：断眠, 昼間の傾眠

1. 睡眠日誌から読み取る生活習慣（図1）

　平日3～4時間睡眠であることがわかる．年齢的に考えると管理職の可能性があり，職場環境を聴取する必要がある．すると職場を離れるのは早くて夜10時，通常は11～12時で終電に乗って帰宅することも多いとのこと．このタイプの社会人は都会に多い．特に東京都内に職場を持つ人は，通勤の往復に3時間以上かかる場合も少なくない．通勤のために睡眠時間を削っていることは深刻な社会問題である．また，働き方改革が推進されている中，遅くまで働くことは健康を蝕み，次世代にとっても良い教育とはならないと説明する．

　睡眠日誌から読み取れることは，平日に睡眠不足を起こし，そのため昼間に傾眠が生じ，週末に長時間睡眠をしている．診断としては睡眠不足症候群であり，日常生活を見直さずに投薬することは危険である．特にBMI 30に注目し，メタボリックシンドロームが背景に，さらに睡眠時無呼吸症候群が隠れている可能性を考える．睡眠時無呼吸症候群に対して筋弛緩作用のある薬物を投与した場合，症状が悪化し深夜に重篤な循環器障害を引き起こす可能性がある．また，睡眠不足であるため，本来は睡眠中は熟眠できるはずだが，この症例が火曜日に断眠を

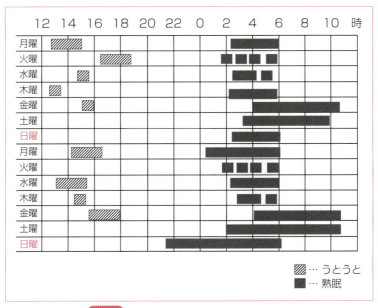

図1　症例1：52歳, 男性. 睡眠日誌

生じているのは睡眠時無呼吸症候群の可能性がある．その理由を聞くと，火曜日に仕事仲間と飲酒して帰ることが多いとのこと．アルコールは分解され，数時間後にアセトアルデヒドに変化すると，覚醒する物質へと変わる．さらにアルコールは筋弛緩作用により睡眠時無呼吸症候群を悪化させるため，断眠が増悪することを指摘する必要がある．また，毎日遅い帰宅で夕食が睡眠直前となり，消化器に負担がかかり質の悪い睡眠となるうえ，さらに体重増加から睡眠時無呼吸症候群になる可能性が高いことを説明する必要がある．

2. 衛生指導

これまで平日に3〜4時間の睡眠だったものを少なくとも6〜7時間に増やす努力が必要である．それには仕事終了時間を2時間早めて，早い帰宅を促す．どうしても睡眠不足になった翌日は，昼休みは食事を済ませた後，残りの時間を昼寝にあてる．昼寝は熟眠しなくてもアイマスクをし，耳栓をしてうとうとするだけでも午後の傾眠の改善に効果があると説明する．さらに体重を減らす努力を促す．通勤は目的地の1つ前の駅で降りて早足で歩くなど，日常に有酸素運動を取り入れることは体重を減らし，適度な疲れが良い眠りにつながることを勧める．深夜0時にしていた夕食を2時間早めに切り上げることができるとしても，夜9時以降の食事は睡眠中の消化器に負担をかける．そのため，朝昼食はしっかりととり，夜はなるべく消化の良い低カロリーの食事にする．茹でた野菜や豆腐，肉なら脂肪の少ない鶏のささみ，豚や牛ならヒレやもも肉にし，糖分の多いでんぷん類はなるべく避けて，昼間にしっかりとる．晩酌しても構わないが，ビールなら350 ml(小さい缶1本)，日本酒なら180 ml(1合)，ワインなら125 ml(グラス1杯)程度に抑える．良い睡眠を整えるためには起きている間の行動が重要である．

3. 投　薬

この症例については基本的に睡眠時間を増やすこと，加えて睡眠時無呼吸症候群の診断と治療の必要性を指導する必要がある．生活を変えずに，薬物による対症療法を行うことは好ましいことではない．本例では傾眠の原因が睡眠不足であることが明白であり，カフェインやモダフィニルのような覚醒作用のある薬物を投与することは避けたい．普段から睡眠不足であるため，このような症例は入眠障害を引き起こすことは少なく，断眠は睡眠時無呼吸症候群による可能性があるため，ベンゾジアゼピン製剤などのように筋弛緩作用のある薬物を投与してはならない．あえて投薬が必要なときは，非ベンゾジアゼピン製剤(ルネスタ®2 mg 1錠)を頓服で処方し，常用しないことがポイントである．

症例2：15歳，男性．BMI：19　訴え：夜眠れない，朝起きられない

1. 睡眠日誌から読み取る生活習慣(図2)

この症例の特徴は，平日入眠時間が1時間ずつ後退していることで，朝8時に起きているのは保護者に起こされて登校するためである．土日にはさらに夜明け近くまで起きて，翌日の昼過ぎまで眠っている．未成年の睡眠日誌は本人ではなく保護者がつけている場合が多く，その場合，実際眠っているかどうか，また，学校で眠っていることが記録されない．朝起こしても起きられない未成年の場合，学校での学習態度を先生に尋ねる必要がある．授業中眠っている

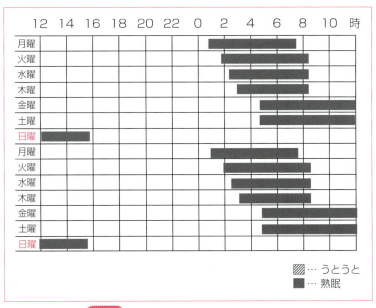

図2 症例2：15歳，男性．睡眠日誌

ことが多く成績不振なのは傾眠のために授業を聞いていないことが原因となっていることがある．

　この症例は概日リズム睡眠・覚醒障害の1つで，睡眠相後退障害である．睡眠に関連するホルモン障害の場合もあるが，不規則な生活行動が症状を悪化させている場合が多い．特に近年，電子ゲーム，パソコンやスマートフォンなどの電子機器を長時間使用し，寝るべき時間になっても布団にそれらを持ち込み，昼夜逆転する若者が増加し，国際的にも社会問題となっている．

　核家族が増加し少子化が進む現在，子どもたちは個室を持っていることが多く，保護者にとって子どもが部屋に入った後の状態は把握しにくい．多くの保護者は子どもがいつ眠りについているか把握できず，朝起きることができないことだけを重視し，病院に受診することがある．朝無理に起こすとふらふらすると子どもが訴え，小児科を受診すると起立性調整障害の診断で昇圧剤を投与されることがある．提示した症例については睡眠時間が明らかに不足しており，朝になっても交感神経に切り替わらず副交感神経支配になっているため，低血圧状態である可能性がある．朝起きることができない児童に起立性調整障害を散見するが，その治療を行う前に，その児童は十分な睡眠時間を取っているか否かを検討する必要がある．むしろ睡眠を正常状態に戻すことで，起立性調整障害が自然に改善することもしばしば経験している．

　児童は昼間よく居眠りするため，根性がないとか注意散漫などと周囲に非難されることがある．児童が傾眠傾向にある場合，過眠症が隠れている場合があるので，十分な睡眠をとっているにも関わらず眠ってしまう場合は，睡眠専門家に相談していただきたい．明らかに眠るべき時間に眠っていない場合には，まずその指導から始めるべきである．

2. 衛生指導

　指導する際には必ず保護者と患者の両者を一緒に行うことが重要である．日誌を見せて，深

夜まで起きていることが朝起きられなくなることにつながり，その分休日に過分な睡眠を取ることになる．それを繰り返すとやがて朝も起きられなくなり，学校に行けなくなるということを説明し，理解したうえで睡眠衛生指導を行うことに同意をいただくことが重要である．医療者が一方的に説明して指導を押しつけることは児童にとっては逆効果である．

夜遅くまで起きている原因をまず尋ね，一緒にその問題について考える．スマートフォンなどの電子機器を深夜遅くまで使用していることを確認したら，ただちにそれを否定せずに，「スマホって楽しいよね」，「SNSって友だちと会話できるから良いよね」などと同調する．患者の表情を見ながら距離が縮まってから，電子機器と睡眠の関係を説明する．朝起きられない問題を解決するうえで，夜9時以降のスマートフォンなどの電子機器は睡眠を妨げ，その内容は脳を興奮させ，不眠に導くことを話す．さらに電子機器は依存症を起こしやすく，布団に持ち込んで使い続ける行為が朝起きられない原因であることを理解してもらい同意を得る．また，依存症というのは自分の意思に反して手が伸びてしまうことを説明し，電子ゲームやスマホは決めた時間に保護者に管理してもらい，パソコンならスイッチを切るのみでなく電源も抜くなどの約束事を決めてもらう．さらに電子機器の代わりになる眠前のルーティンワークを決める．小さいとき好きだった絵本は何かを尋ねそれを読む，好きな音楽を穏やかな音量で聴く，好きなぬいぐるみや歌手の写真と会話をするなど．

入眠時間については，一気に早めない．例えば，昨夜深夜2時に眠っていたなら，まず今夜はそれより30分か1時間早めた1時に入眠する，というように徐々に早めていく．急に4時間繰り上げて10時にしようと思っても眠れず，布団内での不眠時間が増えるだけで逆に症状を悪化させる．子どものためには「急がば回れ」と保護者に説明し，1日に少しずつ改善することが必要であり，理想の時間に眠れるようになるには最低1〜2週間はかかることを説明し理解を得る．

朝になったら必ずカーテンを開けて，光を浴びることが大切である．もし，学校に行けなくて家にいるのであれば，暗い部屋で昼間を過ごすとまた夜眠れなくなることを説明し，必ず一度は外出して日光を浴びることを勧める．

概日リズム睡眠・覚醒障害は疾患の裏に家庭内問題，学校での人間関係問題などが隠れている場合があり，治療に難渋することが多い．入院して投薬と光療法で良い治療効果を得ることがあるが，自宅に戻ると再発することもしばしばある．そのため，患者と保護者に診療の意義を理解してもらえるまでは急いで治療を開始せず，特に筆者の場合は患者に「もし朝起きられるようになったらどんな楽しいことをする？」と聞き，先の希望を持たせるまで，治療を急がないこともある．場合によっては小児心理専門家に紹介することがある．

3. 投　薬

概日リズム睡眠・覚醒障害を1つの精神疾患と考える医療者もおり，向精神薬から投与する場合も見受ける．理想論だとお叱りをいただくかも知れないが，精神科専門ではない一般医の筆者はできるだけ患者とのコミュニケーションから信頼関係を築き，生活指導，睡眠衛生指導と，薬物はメラトニン製剤のみで，なるべく向精神薬を使わないようにと努力している．信頼関係を築かず努力なしで向精神薬のみで治療した場合，改善したとしても一時的にしか過ぎ

ず，長期投与となった際の薬物副作用や依存を憂うからである．

　メラトニン製剤にロゼレム錠® 8 mg がある．8 mg は成人にとっても多すぎる場合があるので，錠剤のままで児童に投与するのは好ましいことではなく，逆に起床を遅らせ，頭痛などの副作用を引き起こすため避けたい．また，ロゼレム錠® は割線が入っていないため分割すると量が一定せず勧めない．発売当初，粉末にすることを調剤薬局など薬剤師側が拒否することもあったが，近年はどういうことはない．処方時に粉末にし，児童に投与するのは 1〜2 mg で十分である．

　また，ロゼレムの催眠効果は薄いため，服用は睡眠直前ではなく，30 分から 1 時間前が良いであろう．内服しても眠くならないと訴えることもあるが，この投薬は眠気を起こすものではなく，後ろにずれた睡眠のリズムを計画的に前倒しするためにあることを説明に加える．さらに，前日までの就寝時間から急に数時間も前倒しにして寝ようとしないことを説明する．例えば昨夜午前 3 時に入眠した場合は，まず今夜は 2 時半に寝る計画で，ロゼレム 1〜2 mg を 2 時に内服するように指示する．それでうまく行った場合，さらに 30 分ずつ前倒しに投薬して入眠することを説明する．

症例 3：54 歳，女性．BMI：24　訴え：昼間にぼーっとする，中途覚醒，不眠

1. 睡眠日誌から読み取る生活習慣（図 3）

　通常中途覚醒を訴える患者は，短い睡眠をして覚醒，それを何度も繰り返すと訴える．しかしこの症例は不思議な中途覚醒となっている．平日はほぼ 10 時に入眠しているのに，なぜか深夜 1 時頃に中途覚醒し結構長い時間起きている．朝 6 時には起床するが，ほぼ毎日午後はぼーっとしてしまう．

　注目するべきポイントはなぜ深夜 1 時に覚醒してしまうかということであり，患者から具体的な生活パターンを聴取することが必要である．すると夫が深夜 1 時に帰宅し，それから身の回りの世話をし，夫は 2 時頃には眠るが，自分は 3〜4 時まで眠れなくなるとのことであった．そして朝 6 時には家族の弁当の準備などで起床することがわかった．夜の睡眠不足により，どうしても午後はぼーっとし，寝てしまうことが多い．これは非 24 時間睡眠・覚醒リズム障害といい，年々増加傾向にある．

　この症例は専業主婦で家族の生活行動に合わせるため，睡眠を分断して生活した結果生じた現象である．実は主婦は出産直後から睡眠を分断する生活を強いられている．新生児の授乳は 1 日に 10〜12 回必要であり，また睡眠サイクルは短く，深夜でも 2〜3 時間間隔で授乳が必要である．通常成人にとってこの断眠は深刻な精神身体障害をきたすが，女性がなぜこの時期にこの過酷な状況に耐えられるかについては，医学的に未だ解明されておらず謎が残されている．「母は強し」とはよくいったものである．それでも昔は育児に専念した母親が多かったため，恐らく昼間に休息を取ることができたかも知れない．現代は仕事をしながら育児する母親も多く，許される限り自分のための休息を取らないと仕事も子育ても満足にできなくなってしまう恐れがある．

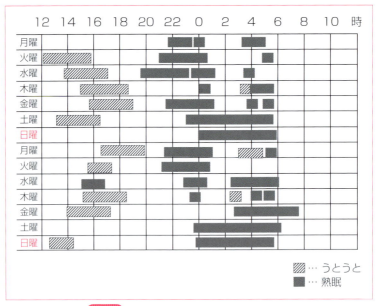

図3　症例3：54歳，女性．睡眠日誌

　24時間の概日リズムは光入力に影響され，夜になると光入力が減少し，人は自然に睡眠する．人間は睡眠途中何度か中途覚醒している．しかし，気づかずにすぐにまた次の睡眠サイクルに入る．中途覚醒に気づいた場合，リラックスしていると，短い時間で再び眠りに入る．ところが深夜に覚醒し光を浴び，1時間以上作業を行うと，体が次の日がきたと認識してしまい，その後眠りにつこうと思ってもなかなか眠れなくなる．繰り返す断眠で慢性の睡眠不足状態となり，1日中ぼーっとして傾眠傾向となり，過眠症と勘違いをすることがある．

　このような患者は主婦だけとは限らない．職種の多様化，さらにインターネットの発達で世界全体が眠らない環境となり，今後も患者が増え続けることを憂う．医療者のような交代勤務の職種，深夜でも煌々とした光の下で働くコンビニエンスストアの店員，深夜に起床して夜明け前から仕事を開始する市場での職人，夜から夜明けにかけて営業する飲食店員などはこの疾患に晒される可能性があるので要注意である．魚市場での仕事を引退した患者を診察しているが，自由気ままな生活ができる年齢にも関わらず，引退して10年以上経過しても，気付かないうちに昔魚市場で働いた生活パターンに合わせてしまい，深夜の時間帯に目が覚めてしまうことで悩んでいる．睡眠覚醒リズムは生活様式で変える・変わることができる．しかし，不規則な生活が長期になると，正常な状態に戻すのは至難の技となる可能性がある．

2. 衛生指導

　傾眠や中途覚醒は，生活行動によるものであることを理解していただくことが重要である．できることならば，夫が帰宅しても起床しない，または早朝に弁当を作らなくて済むように工夫することが重要だが，患者は長年続けたことを容易に変えることを受け入れてくれない．断眠しながら睡眠をとらざるを得ない場合，少なくとも1日のうち，足し合わせた睡眠時間が7時間になるように時間を見つけて寝ることが重要だと説明する．

睡眠を司るホルモンであるメラトニンは午後3時頃から分泌されるといわれる．イギリスで午後3時に紅茶を飲む習慣は，午後の仕事量力が低下し，この眠気を覚ますためともいわれている．この症例は前夜の睡眠不足に加え，メラトニンが分泌し始める時間帯になると傾眠に襲われる．それならば毎日計画的な昼寝をすることを勧める．昼寝は通常30分ほどが良いが，この症例の場合は毎日が睡眠不足状態であり，60分ほど眠っても良い．ただしできることならば午後2時までに起きるようにする．2週目の水曜日のように午後3時過ぎに寝てしまうと，その夜はいつもの時間に眠れなくなる可能性がある．

3. 投　薬

この症例の不眠で重視するべきところは，深夜1時に起きて，夫が2時に眠った後に3〜4時まで眠れなくなること，さらにその直後朝6時には起きなければならないという点である．夫と同時に2時に眠ることが可能であれば，少なくとも朝まで4時間睡眠をとることができる．しかし，一度1時に起きてしまうとなかなか眠ることができなくなる．薬物投与するとしたら，即効性があり，さらに作用時間が短いものが良い．非ベンゾジアゼピン製剤であるルネスタ®2mg錠剤を1時に内服し就寝．半減期が4時間ほどなので，6時に起きることができる．もし，朝の目覚めが悪い場合は1mgでも良い．

症例4：75歳，女性，BMI：19　訴え：夜眠れない，深夜に何度も起きる，昼間にぼーっとする

1. 睡眠日誌から読み取る生活習慣（図4）

行の隙間がないほど，短い睡眠で沢山埋め尽くす睡眠日誌は，高齢者にみられがちの睡眠障害である．このようなビジーなパターンは，1日の時間を持て余している患者にしばしばみられ，重要なポイントは夜8時には入床し，朝は6時に起床，約10時間という長い時間を寝床で過ごしていることである．

近年核家族化し，高齢者は夫婦2人か1人で過ごす人が増加している．大家族で過ごしていた時代には，食事するときも食卓に賑わいがあり，食事が終わってもその日の出来事の会話などで家族団らんし，風呂に入るのも順番待ちで，夜寝つくまでのイベントが多かった．それに比較すると，今の高齢者は会話のない夕食を早々と終え，つけるテレビは若者向けのものが多く，お笑い番組を見ても宇宙語のような早口で捲し立てる言葉のやりとりに笑えず逆にうんざりしてしまう．孫達が来ることも少なく，スマートフォンのSNSで交流する世の中に電話で誰かと会話することも少ない．することがないからついつい早い時間に入床する．

実は早すぎる入床，眠くないのに床に入ること，さらに途中で目が覚め，眠気がない状態で床にいること自体が睡眠障害を引き起こすことを知らない高齢者が多い．高齢者になると睡眠リズムを整えるメラトニンホルモンが減少し，若いときほどの睡眠時間を必要としないにも関わらず，「早寝早起き」の呪縛で長時間を寝床で過ごしてしまう．おまけに1日一度たりとも外に出かけないことも多くなる．特に午前中，短時間でも日光を浴びることは夜の良質な睡眠につながる．カーテンを閉め切ったまま家で昼間を過ごすと，必然と夜は良い睡眠を得ることができない．

読めばわかる！臨床不眠治療−睡眠専門医が伝授する不眠の知識−　8. 症例提示　87

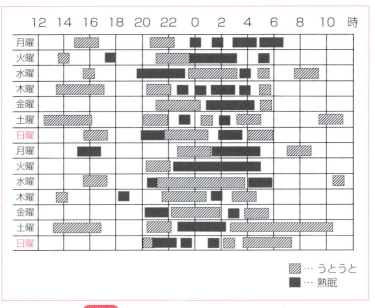

図4 症例4：75歳，女性．睡眠日誌

　高齢者の場合，このような状態で1日中ぼーっとしている，いつ眠っているかわからない，病院に来た際には「一睡たりともしていない」と訴える．このような高齢者の睡眠脳波を計測すると，確かに深睡眠は減少しているが，しっかりと眠っていることが多い．このように眠っているのに眠っていないと訴える患者は，逆説性不眠症という診断となり，脳波を見せて眠っていることを説明しても，それは何かの間違いだ，患者の苦しい気持ちが理解できない医療者だと怒る患者も少なくない．不思議であるがなぜか高齢者は睡眠に対する執着心は強い傾向にあると感じる．

　逆説性不眠症患者に安易に投薬している場面をしばしば見受けるが，ベンゾジアゼピン製剤を複数剤，さらに強力型のものを加えると，1日中ぼーっとしてしまい，せん妄，転倒などを引き起こす可能性があり危惧する．逆説性不眠症まで至らなくても，特に高齢者の睡眠障害に対する投薬を誤ると逆に症状を悪化させ，副作用により生命に危険をきたす場合もある．

　高齢者の睡眠障害について診療する際，眠ることよりも起きている間に何をするか，ということを考えさせることが重要である．人間はある程度の行動制限により，むしろ良い睡眠を得ることができる．例えば，朝起きて学校に行く，仕事に行くなどの約束事があるから，前夜何時までに就寝する，この程度の時間を寝ると翌日に1日を過ごすことができることなどを学習する．ところが，仕事を引退した高齢者は何時までに起きなければならないという制限はない．さらに，人と人のつながりが薄れている現代社会で，昼間に友人と出かけることも減少している．近年，高齢者の睡眠に対する問題点は，夜に楽しいイベントが少ないための早すぎる入床である．

　筆者の住む名古屋は，喫茶店のモーニングサービスが有名である．コーヒー料金だけで少なくともトーストと玉子が無料でついてくる．その他にサラダ，チーズ，ナッツなどと何品もサービスする喫茶店も少なくない．朝の喫茶店に行くと高齢者で賑わい，皆が顔見知りである．

名古屋のモーニングサービスは飲食の内容もさることながら，高齢者の社交の場である．朝の喫茶店にいる高齢者は誰しもが元気にみえる．病院の近くの喫茶店だと医者の悪口を言い合っている会話が耳に入ることがあり，苦笑することもある．

　高齢者が良質な睡眠をとるには，毎日，朝は起きて何かをする，昼間は何かをする，そして最も重要なことは，夕食後に何かをしてから寝るという指導から始まる．体の自由が利かなくなった高齢者でも，近年はデイケアサービス制度があり比較的昼間は出かけることができるようになった．問題は夕食後から寝るまでの間の時間である．将来的にはデイケアサービス同様，ナイトケアサービスが必要とされるようになるのではないだろうか．夕食後は散歩する，たまには家の風呂に入らずに銭湯に行くなど，人とふれ合う場所に出かけることを勧めると良い．

2. 衛生指導

　眠れないために長時間寝床にいることが逆に睡眠を悪化させていることを認識する指導から始める．症例は夜8時に布団に入り，朝6時に起きようとする．朝早く起きることは良いが，夜布団に入るのが早すぎることを理解してもらう．そのため，先にも述べたように夕食後は散歩に出かける，銭湯に風呂に入りに行く，友人の家を訪ねる，翌日の買い物を夕食後にするなどを勧める．高齢者は，夜は出かけないものだという固定観念を持ちがちだが，友人も睡眠障害に悩んでいるかもしれないから，お互いに会話して入眠時間を遅くし，良質な睡眠を得ることを友人にも教えましょうと説明して考え方を変えていただく．スーパーは夕食後に行ったほうが品物の値引きする時間帯で得だとか，夜にイベントを作ることは良いことだと，具体的な例を提示しながら説明する．

　高齢者は高温の風呂に長時間入りがちだが，体温を上げすぎると睡眠の妨げになることも説明する．風呂は体温より2〜3°高い40°前後，風呂から出ると逆に目が冴えるが，しばらくして体が冷えると感じる頃に眠気も感じ始めるので，そのときが布団に入る時間であると話す．眠気がなければ布団に入らないというのが鉄則である．明るい光は睡眠の妨げとなるため，睡眠直前までのテレビは避けたほうが良い．眠気をきたす何かの儀式をルーティーン化するのも良い．部屋を薄明かりにする，軽いストレッチ体操を行う，好きな音楽をかける，気持ちが落ち着くお香を焚く，ノンカフェインハーブ茶を飲むなど．眠気がきたら，それは何よりもの睡眠薬と説明し，すぐに布団に入ってもらう．入床して15分経過しても眠れないときはいったん布団を出る．再び眠前のルーティーンワークを行ってもらい，眠気がきたら布団に入る．この繰り返しで一度でも15分以内に眠ることができるようになれば，眠前の儀式が患者にとって最善の睡眠薬となる．

3. 投　薬

　高齢者の投薬については，依存性が少なく，せん妄や振戦などの中枢に対する副作用が少ない薬物から選びたい．そのような薬物は入眠効果がやや低いことを説明し，睡眠衛生を考えたうえで，計画的な内服が重要であることを説明する．そのため，ロゼレム®8 mg 1錠か，ベルソムラ®10 mg 1錠を第一選択としたい．ロゼレム®は剤型が8 mgの一種類しかないが，高齢者にはやや量が多い．そのため，粉末にして4 mgの投与とするか，夕食後早めの8 mg 1錠の投与を推奨する．ロゼレム®で全く眠気をきたさない，もしくは眠気がくるのが1時間以上かかると訴える，さらに中途覚醒が多い場合，ベルソムラ®は30〜60分で眠気がくるので，入眠

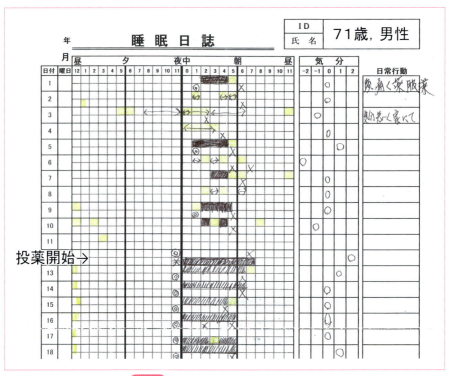

図5　ベルソムラ®投与例(別症例)
黄色の部分は浅い睡眠を表現したく，患者が記入したものである．
投薬開始とともに毎日正午に30分ほどの浅い昼寝をするようにしたら，深夜の浅い睡眠が減少し，睡眠全体が改善したことがわかる．

困難や中途覚醒もある場合はベルソムラ® 10 mg 1錠を投与する．ベルソムラ®の剤型は10，15，20 mgと3種類があり，高齢者には10 mgからの投与が勧められているが，効果が低い場合は注意しながら15 mgに増量しても良い．この2剤ともに効果が12時間ほど持続することがあるため，朝起きるのがつらいとか，起きてもふらつくと訴えることがある．そのため，内服時間が重要となる．この症例は夜10時の就眠を目指しているため，ロゼレム®は眠前1～2時間前，ベルソムラ®は1時間前に内服する．例えばベルソムラ® 10 mg 1錠を夜9時に内服し，内服後は眠前ルーティンワークを行い，眠気がきたらすぐに入床することをお願いする．特にベルソムラ®は覚醒ホルモンのオレキシンを抑えるため，中途覚醒が減少することで喜ばれることが多い．その一方，ベルソムラ®で悪夢を訴えることがある．ベルソムラ®はオレキシンの抑制でレム睡眠が増加する可能性がある．レム睡眠が増えることは認知機能にとっては重要なことであり，夢を見るのが増えることは睡眠障害が改善している証拠である．ただ不思議と人は悪夢ばかりを訴えるので実際良い夢も見ているはずと説明する．

図5は実際他の患者にベルソムラ® 10 mg 1錠を投与した際の治療効果である．治療開始まで毎晩ほとんど眠れず，重度の不眠障害であったが，投与開始日から毎晩規則的に深夜0時から朝6時まで眠ることができるようになった症例である．ただしこの患者は，十分に睡眠衛生(特に毎日の昼寝)を理解し実行したうえで投薬している．

あとがき

　筆者は 1961 年生まれで，幼少時憧れの食べ物といえば，恐らく当時の全国民が共通して一番に食べたかったステーキかショートケーキであろう．牛肉が高価で，庶民が食べることのできる牛丼といってもたまねぎがほとんどで，隙間にくず肉がわずかにある程度であった．諸説はあるが，ショートケーキのショートと呼ばれるのはショートニング，つまりクリームのおいしさに全国民がショックを覚えた，誕生日かクリスマスのときにしか食べることができなかっただけに，皿をなめるようにして食べた憶えがある．

　時代は高度成長期の真只中，次々と古い家屋が消えビルが建ち始めた．西洋文化が入り，当時コカコーラが 1 本 30 円であった．自動販売機の前で何度も立ちすくみ，たまに買ってもらえた瓶入りのコーラを最後の一滴も残さずに時間をかけてゆっくり飲んだ．中学生時代に米国ハンバーガーチェーン店が日本に 1 店舗を開き，そのハンバーガーを食べたいために休日になると全国から人が行列をなし，筆者も友人とハンバーガーを食べるために数時間並んだ覚えがある．当時 1 ドル 360 円の時代であり，世界がアメリカに憧れた．初めてのアポロ月面着陸のとき，夜に家族全員が外に出て月を眺めた憶えがある．そのときに父が，東洋人は数千年来，月を眺めて餅をついている兎がいると詩歌を読んでいる間に，アメリカ人は 1 時間かかる食事をハンバーガーにして 3 分間で済ませ，科学を発展させ，月まで行ったと話したことを深く覚えている．

　医師になった頃，今思えばバブルも後半であったのだが，世間は浮かれていた．経済がピークを過ぎていると気付いていた人はさぞ不安だったであろう．新米医師でありながら，当時あまり注目されなかった，眼球運動を観察することによって，内耳や脳神経のことを知ることができる平衡神経学に興味を持った．周囲の医師たちは，めまいの患者は話が長いし診断がつきにくい，治療しても治りが悪いと敬遠するため，若手ながら沢山のめまい患者を診察することができた．ところがどうしても不可解なめまい患者がいた．日々症状が変化し，教科書にあるどの疾患にも属することはなく，どのような抗めまい薬を投与しても効果がなかった．治療効果がないのにも関わらず，不思議と患者たちは私の元から去ることはなかった．当時から，薬剤による治療以外の何かが患者の症状に対して治療効果に関与しているのではないかと思い，めまい治療に心理療法を取り入れ，抗不安薬といわれるベンゾジアゼピン製剤を投与してきた．これらの患者はどうなったかというと，そのうち病院に来なくなった．医師の都合で，治って良かったねと，勝手な都合で解釈していた．

　10 年前に睡眠を専門に医療を行う任命をされた．そのときに世界ではすでにベンゾジアゼピン製剤が麻薬類似薬の範疇にあることを知り，ショックであった．そして，それを知らせるべく，講演の内容もベンゾジアゼピン製剤の怖さを伝えるようにした．当時は勿論，会場からは罵声に近い反論があった．白髪のベテラン医師から，「何十年と医者をやってきたが，ベンゾジアゼピン製剤の投与は良いことがあっても悪いことはない」と言い切られた．一方，このこと

が真実ならば，1人でその害を訴えていても仕方がないので，医師会全体で訴えるべきではないか，というような好意的な意見も少数ながらあった．当時，ベンゾジアゼピン製剤を投与しても何も害はないと言い切った医師に反論できるだけの武装はできていなかった．本書で書かせていただいた訴訟問題が起きるまでは．

　最大の問題は，なぜ我々が何らかの薬物に依存しようとするのか，ということである．ベンゾジアゼピン問題の前に記憶に新しいのは，アルコールや喫煙問題である．有害性を考えずに世間に普及してしまったことを収束するのは容易ではない．北米はマリファナ問題で悩んでいたが，2018年カナダはとうとうマリファナを合法とした．取り締まっていても闇の世界でそれが広がり，むしろマリファナに絡む犯罪が増加したためだとのこと．ならばマリファナを合法化し，使用する国民にマナーを守って使わせようという考えが，カナダやアメリカのいくつかの州で起きているのである．

　本書を書く時期がきたと判断したのは，行政方針のバックアップ，そして何よりも代用可能な治療ができたからである．睡眠医療を考えずに，脳の思考回路を止め，快楽ホルモンであるドパミンに作用する薬剤で意識をなくすことが睡眠の治療として考える過ちに，医療者も患者も気づくことが第一歩である．一方では，代用薬剤を再び長期使用すれば再び同様の問題が生じる可能性があることも忘れてはならない．ガイドラインでは，まずは診断をする，次に睡眠衛生指導から治療を始める，どうしても投薬が必要な場合は投薬計画を立て，そして休薬も考慮するとなっている．まずはこの新しいガイドラインによる治療法を守ることが重要である．さらに2018年の診療報酬改定で「向精神薬調整連携加算」という項目に注目したい．「調整」とは，投与された薬剤数を減らす指導をした医療に加算をするということで，このような点数加算は，過去の歴史にはなかったことではないか？　2019年に日本の元号が変わった．これを期に2019年からすべての医療者がこの問題に真剣に取り組まないと，薬剤療法にのみ依存してきたことを反省する機会を失ってしまうのではなかろうか．

　高度成長期を経て，人類が成し得なかったはずの奇跡を沢山目にしてきた．幼少期に有線電話が珍しかったものが，今では1人に1台のスマートフォンを手にする時代である．洋菓子職人はパティシエと呼ばれ，多様多彩なスイーツがショーウィンドウに並び，誰もがショートケーキに見向きもしない．両親たちが飢えることに困った時代から今は物余りで，瞬時に食べ物を提供するために，時間の過ぎたものは棄てる時代となった．数百万年来飢餓で苦しんできた人類は，この数十年で過食による肥満で苦しんでいる．これだけ物に恵まれている人類だが，飢餓に苦しんだ時代よりもドパミンが多く分泌されているだろうか．これからの時代はさらに物を足していくのではなく，引き算することで今一度幸福を考えるべきではないか．

　物事に行き詰まり不安にかられると，筆者は自分のルーツをたどることで過去はどうだったかを思うようにしている．今は台北のホテルの一室から月を眺めながら，執筆を終えようとしている．月に写っているのは，これまで育てていただいた先輩たち，今の睡眠医療センターを影で支えてくれている仲間たちや関係者，本書作成のために奔走してくださった編集の皆様，イラストを作成してくれた頼もしいイラストレーター，そして好き勝手にさせてもらっている家族の顔であり，感謝の念で目がにじむ．私の脳はドパミンでいっぱいだ．

索 引

A
α 受容体 ·············· 75

E
Epworth Sleepiness Scale ······ 27
ESS ·············· 27
Eszopiclon ·············· 38

G
GABA 受容体 ·············· 38

H
HAD 尺度 ·············· 33

I
ICSD–3 ·············· 23

O
ω 受容体 ·············· 75

P
PSQI–J ·············· 30

R
rapid eye movement ·············· 12
REM ·············· 12

Z
Zolpidem ·············· 38
Zopiclone ·············· 38
Z ドラッグ ·············· 73

あ
アドレナリン ·············· 40
アモバン® ·············· 38
飲酒 ·············· 18
エクスタシー ·············· 46
エチゾラム ·············· 51, 73
オレキシン受容体拮抗薬 ·············· 72

か
概日リズム睡眠障害 ·············· 25
カタプレキシー ·············· 18
活動量 ·············· 10
金縛り ·············· 16
カフェイン摂取 ·············· 18
眼球運動 ·············· 15
環境条件 ·············· 25
喫煙 ·············· 18
筋弛緩 ·············· 16
グランダキシン® ·············· 53
原発性過眠症 ·············· 25

さ
シクロピロロン系 ·············· 38
熟眠障害 ·············· 25
小児期 ·············· 10
新生児 ·············· 10
身体的疾患 ·············· 25
診療報酬改定 ·············· 48
睡眠異常 ·············· 25
睡眠衛生 ·············· 63
睡眠サイクル ·············· 12
睡眠時間 ·············· 10
睡眠指針 ·············· 63
睡眠時随伴症 ·············· 25

睡眠疾患 ·············· 25
睡眠時無呼吸症 ·············· 25
睡眠障害国際分類 ·············· 23
睡眠日誌 ·············· 27
睡眠薬 ·············· 38
睡眠薬の適正な使用と休薬のための診療ガイドライン ·············· 61
スボレキサント ·············· 77
青少年期 ·············· 10
精神安定剤 ·············· 17
精神障害 ·············· 25
精神生理性不眠症 ·············· 25
青年期 ·············· 10
せん妄 ·············· 76
早朝覚醒 ·············· 25

た
断薬 ·············· 56
中間覚醒 ·············· 25
中脳辺縁ドパミン神経系 ·············· 39
デパス® ·············· 73
デュアルオレキシン受容体拮抗薬 ·············· 77
転倒 ·············· 76
特発性過眠症 ·············· 25
ドパミン ·············· 40
トランキライザー ·············· 38

な
ナルコレプシー ·············· 18, 25
入眠障害 ·············· 25
脳神経変性疾患 ·············· 18
脳波 ·············· 14
ノルアドレナリン ·············· 40
ノンレム睡眠 ·············· 12

は

- パーキンソン病 18
- バルビツール系 38
- 反復性過眠症 25
- ピッツバーグ睡眠質問票 30
- 非ベンゾジアゼピン製剤 38
- 不安 4, 54
- 腹側被蓋野 40
- 不眠症 23
- 不眠障害 23
- ベルソムラ® 77
- ヘロイン 46
- ベンゾジアゼピン製剤 17, 38
- ベンゾジアゼピン離脱症候群 45

ま

- マイスリー® 38
- マイナートランキライザー 38
- 麻薬類似薬 48
- 味覚異常 76
- メプロバメート 38
- メラトニン受容体 77
- メラトニン受容体作動薬 72

や

- 薬剤性パーキンソン症候群 52
- 夢 15

ら

- ラメルテオン 77
- ルネスタ® 38
- レビー小体型認知症 18
- レム睡眠 12
- レム睡眠行動障害 18
- レンボレキサント 78
- ロゼレム® 77

著者略歴

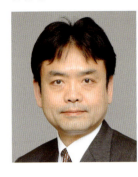

中山　明峰
（なかやま　めいほう）

1985年　愛知医科大学卒業
1990年　同大学大学院修了
1992年　米国 Southern Illinois University 留学
1995年　愛知医科大学耳鼻咽喉科，講師
2001年　同大学睡眠障害センター，副部長
　　　　同大学耳鼻咽喉科，助教授
2008年　名古屋市立大学耳鼻咽喉科，准教授
2011年　同大学睡眠医療センター長

＜専　門＞
・日本睡眠学会，睡眠専門医
・日本耳鼻咽喉科学会，耳鼻咽喉科専門医
・日本めまい平衡医学会，アクティブメンバー＆
　めまい相談員

読めばわかる！　臨床不眠治療
―睡眠専門医が伝授する不眠の知識―

2019年6月15日　第1版第1刷発行（検印省略）

著　者　中　山　明　峰
発行者　末　定　広　光
発行所　株式会社　全日本病院出版会
　　　　東京都文京区本郷3丁目16番4号7階
　　　　郵便番号 113-0033　電話 (03) 5689-5989
　　　　　　　　　　　　　　FAX (03) 5689-8030
　　　　郵便振替口座　00160-9-58753
　　　　　　　印刷・製本　三報社印刷株式会社
イラスト　中　山　信　一

©ZEN-NIHONBYOIN SHUPPAN KAI, 2019.
・本書に掲載する著作物の複製権・翻訳権・上映権・譲渡権・公衆送信権
（送信可能化権を含む）は株式会社全日本病院出版会が保有します．
・JCOPY ＜(社)出版者著作権管理機構　委託出版物＞
本書の無断複写は著作権法上での例外を除き禁じられています．複写される場合は，そのつど事前に，(社)出版者著作権管理機構（電話 03-5244-5088，FAX 03-5244-5089，e-mail：info@jcopy.or.jp）の許諾を得てください．
本書をスキャン，デジタルデータ化することは複製に当たり，著作権法上の例外を除き違法です．代行業者等の第三者に依頼して同行為をすることも認められておりません．

定価はカバーに表示してあります．
ISBN 978-4-86519-258-2　C3047

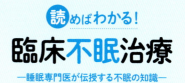

巻末付録
添付資料

巻末付録

　睡眠治療について何度か講演させていただいている間に，聴衆の先生から聞こえた意見から資料を添えさせていただいた．最も印象的だった意見は，ベンゾジアゼピン製剤の弊害については説明しづらいので，患者に渡せるパンフレットを作ってくれないか，ということだった．臨床の一端を担うことができればと考え，巻末付録として作成した．ご活用いただけたら幸いである．

① 睡眠日誌

　睡眠日誌は様々なパターンがあり，インターネットでも無料で容易にダウンロードできる．当施設で用いる日誌を添えるが，この様式を用いているのには理由がある．睡眠日誌は大きく分けて2種類あり，記録開始が深夜0時になっているものと，正午12時になっているものである．筆者の経験では開始が正午12時になっているもの，つまり深夜0時がグラフの中央にあるものを勧める．というのも，ほとんどの方の睡眠は深夜0時前後にあるため，記録開始が深夜0時から始まるタイプだと，睡眠が2本の線に分断され，記録する側も分析する側も，1つの睡眠としてイメージしづらくなる可能性があるからである．

　記録する際にサインペンはコピーやパソコンにスキャンする際に写らない可能性があるので使用は避けるように伝える．また，強い遠視の方や高齢者に渡す場合はA3サイズに拡大すると良い．

② 健康づくりのための睡眠指針2014 〜睡眠12箇条〜

　世代別のメッセージが含まれており，わかりやすい表現がなされている．患者に渡す睡眠衛生指導の資料．

③ 睡眠衛生のための指導内容

　厚生労働省の睡眠指針は全国民に発したメッセージであるが，日本睡眠学会は実際不眠に悩む患者の年齢層に想定したメッセージを出している．患者によって②と③を使い分けると良い．

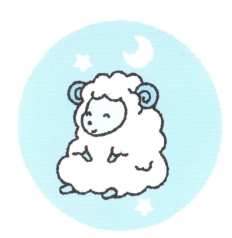

④ 睡眠薬を飲まれている患者様へ

　ベンゾジアゼピン製剤を内服している患者へ渡す資料．医療者にとっては患者へ伝えるのに戸惑う内容である．戸惑うだけに，責任ある立場の人間がいっていることを明白にしたほうが良いのではと考え，あえて記名した．このパンフレットを患者の目の触れるところに置いて，患者にこの問題に関心を持っていただき，医療者との会話のきっかけになればと願う．

⑤ 眠前のリラックス体操（眠りを誘う体操）

　入眠障害のある患者は，リラックスできないことも多い．緊張とリラックスを繰り返し，最後にリラックスで終える体操を行うと，そのまま入眠しやすくなる．この体操はもう1つポイントがある．人の思いは顔に出るものである．顔面筋のトレーニングで顔をリラックスすることにより，緊張をほぐす効果が期待できる．また，舌筋を鍛えることにより，軽症の睡眠時無呼吸症候群にも効果がある．この体操を行ってすぐに眠れるようになると，睡眠薬よりも効果のあるルーティンワークとなる．

⑥ 睡眠育成士認定講座

　現代，睡眠障害が国民の健康を蝕む大きな問題となっている．戦後栄養失調問題が食育で解決されたように，未来の子どもたちに睡眠の教育を行う睡眠育成士を育てる目的でできた講座である．1年に一度の開催であるが，詳細は公益社団法人・生体制御学会（http://www.j-cmam.jp）にお問い合わせいただきたい．掲載しているものは2019年度に実施予定のものである（2019年4月現在）．

巻末付録 1　睡眠日誌

〈記入例〉

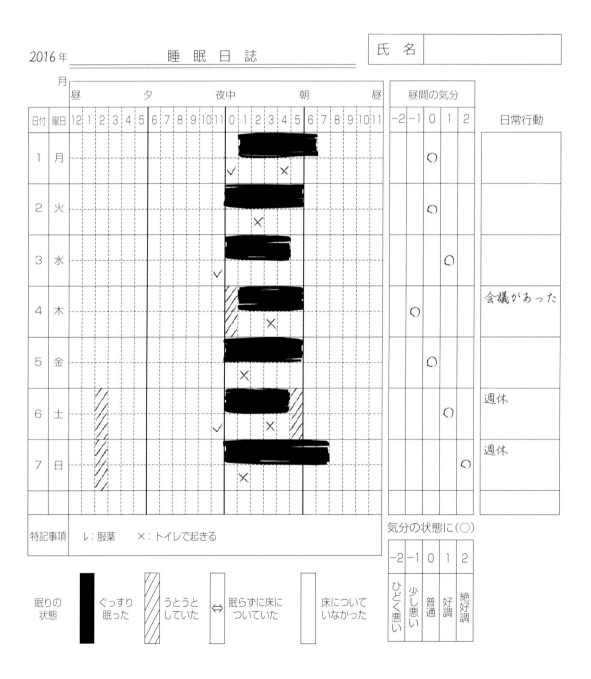

年 _____　　　睡 眠 日 誌　　　　　　　　氏 名 _____

月 _____

		昼						夕						夜中						朝						昼		昼間の気分					日常行動
日付	曜日	12	1	2	3	4	5	6	7	8	9	10	11	0	1	2	3	4	5	6	7	8	9	10	11	-2	-1	0	1	2	

特記事項　　レ：服薬　　　×：トイレで起きる

気分の状態に（○）

-2	-1	0	1	2
ひどく悪い	少し悪い	普通	好調	絶好調

眠りの状態　　■ ぐっすり眠った　　▨ うとうとしていた　　⇔ 眠らずに床についていた　　□ 床についていなかった

読めばわかる！臨床不眠治療−睡眠専門医が伝授する不眠の知識−　巻末付録

健康づくりのための睡眠指針 2014
～睡眠 12 箇条～

1. 良い睡眠で，からだもこころも健康に．
2. 適度な運動，しっかり朝食，ねむりとめざめのメリハリを．
3. 良い睡眠は，生活習慣病予防につながります．
4. 睡眠による休養感は，こころの健康に重要です．
5. 年齢や季節に応じて，ひるまの眠気で困らない程度の睡眠を．
6. 良い睡眠のためには，環境づくりも重要です．
7. 若年世代は夜更かし避けて，体内時計のリズムを保つ．
8. 勤労世代の疲労回復・能率アップに，毎日十分な睡眠を．
9. 熟年世代は朝晩メリハリ，ひるまに適度な運動で良い睡眠．
10. 眠くなってから寝床に入り，起きる時刻は遅らせない．
11. いつもと違う睡眠には，要注意．
12. 眠れない，その苦しみをかかえずに，専門家に相談を．

（厚生労働省）

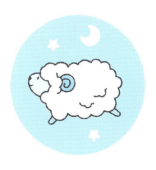

巻末付録 3　睡眠衛生のための指導内容

指導項目	指導内容
定期的な運動	なるべく定期的に運動しましょう．適度な有酸素運動をすれば寝つきやすくなり，睡眠が深くなるでしょう．
寝室環境	快適な就床環境のもとでは，夜中の目が覚めは減るでしょう．音対策のためにじゅうたんを敷く，ドアをきっちり閉める，遮光カーテンを用いるなどの対策も手助けとなります．寝室を快適な温度に保ちましょう．暑すぎたり寒すぎたりすれば，睡眠の妨げとなります．
規則正しい食生活	規則正しい食生活をして，空腹のまま寝ないようにしましょう．空腹で寝ると睡眠は妨げられます．睡眠前に軽食（特に炭水化物）をとると睡眠の助けになることがあります．脂っこいものや胃もたれする食べ物を就寝前に摂るのは避けましょう．
就寝前の水分	就寝前に水分を取りすぎないようにしましょう．夜中のトイレ回数が減ります．脳梗塞や狭心症など血液循環に問題のある方は主治医の指示に従ってください．
就寝前のカフェイン	就寝の4時間前からはカフェインの入ったものは摂らないようにしましょう．カフェインの入った飲料や食べ物（例：日本茶，コーヒー，紅茶，コーラ，チョコレートなど）をとると，寝つきにくくなったり，夜中に目が覚めやすくなったり，睡眠が浅くなったりします．
就寝前のお酒	眠るための飲酒は逆効果です．アルコールを飲むと一時的に寝つきが良くなりますが，徐々に効果は弱まり，夜中に目が覚めやすくなります．深い眠りも減ってしまいます．
就寝前の喫煙	夜は喫煙を避けましょう．ニコチンには精神刺激作用があります．
寝床での考え事	昼間の悩みを寝床に持っていかないようにしましょう．自分の問題に取り組んだり，翌日の行動について計画したりするのは，翌日にしましょう．心配した状態では，寝つくのが難しくなるし，寝ても浅い眠りになってしまいます．

（日本睡眠学会：睡眠薬の適正な使用と休薬のための診療ガイドライン．2013．より抜粋）

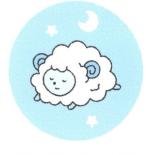

巻末付録 4

睡眠薬を飲まれている患者様へ

　これまで精神安定剤などと呼ばれたベンゾジアゼピン製剤は，2018年4月から厚生労働省より「麻薬・向精神薬」の指定となり，長期や過量内服することにより依存性，さらに多くの副作用をきたす可能性があることが指摘されています．

　日本睡眠学会より良い眠りをとるための「睡眠ガイドライン」が報告されており，それに準じた治療が好ましいと勧められています．それぞれの主治医に一度ご相談下さい．

名古屋市立大学睡眠医療センター長・中山明峰

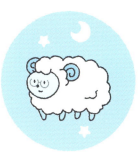

巻末付録 5　眠前のリラックス体操（眠りを誘う体操）

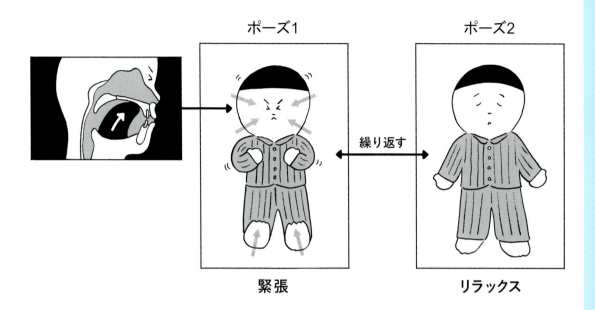

★ **ポーズ1**：深い息を吸い込んだ後，ゆっくり息を吐きながら顔のパーツを鼻に向けて集めましょう．口を閉じたまま舌も鼻に向けて上あごに力を入れましょう．こぶしを握って腕にも力を入れて手を曲げ，足先も顔に向けて曲げましょう．5秒キープ！

★ **ポーズ2**：再びゆっくり深い息を吸い込みながら顔，舌，手，足，すべての筋肉を緩めて5秒キープ！

寝る前には，ポーズ1と2を10回繰り返して，最後に力を緩めたところで眠りに入りましょう！

巻末付録 6

睡眠育成士認定講座

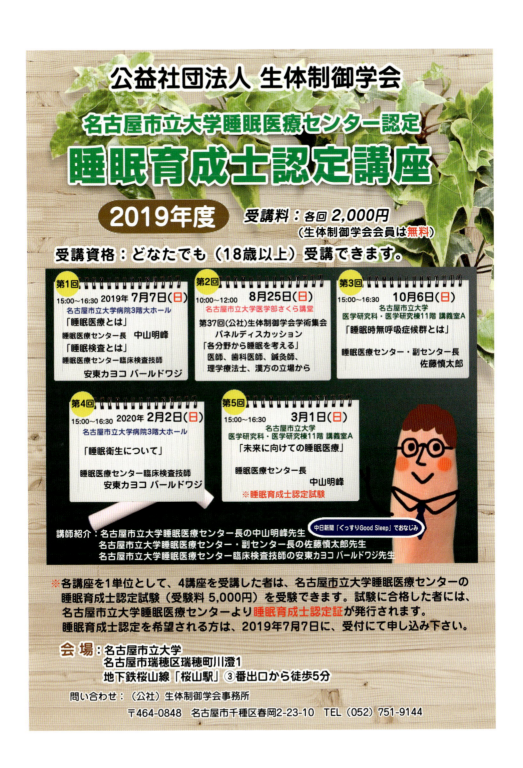